Suction Denture
パーフェクトガイド

編集・執筆
佐藤 勝史

執筆
阿部 行二
亀田 行二郎
松下 正雄
市川 正史
山崎 正史
相澤 孝史
本多 孝史
三宅 宏之

デンタルダイヤモンド社

刊行にあたって

　上顎総義歯の吸着が達成されたのち、自然の流れとして切望されたのは、下顎総義歯の吸着であった。

　そこで1999年に、阿部二郎氏が世界に先駆け、「下顎総義歯の吸着のメカニズム」を理論的にまとめ上げ公表した。

　臨床において、その理論に基づいて総義歯を製作すると、確かに多数の症例で下顎の吸着が可能となった。

　上下の総義歯が吸着すると、安心して会話が楽しめ、食卓のバリエーションが豊かになり、食事もリズミカルにできるので、家族や友人との団欒も輝いたものとなる。

　そのため、この臨床テクニックが種々の媒体により紹介され、18年の歳月を経て、日本全国のみならず世界にも広まりつつある。

　阿部二郎氏は、実際に海外にて精力的に講演活動を行っており、その吸着関連書籍は、4ヵ国語に翻訳され、世界で出版されている。拙著も2ヵ国語で上梓している。

　吸着下顎総義歯は、世界に向けた日本発信のコンテンツであり、UK、Australia、Canada、中国、韓国等からも日本に学びにくる「Cool Japan!」なのである。

　世界では、SEMCD（Suction-Effective Mandibular complete Denture）と呼ばれている。

　本書は、この世界的に有名になった「吸着下顎総義歯」を、義歯のスペシャリストである有床義歯学会「Japan Plate Denture Association（JPDA）」の指導医のメンバーが、月刊デンタルダイヤモンドの連載「知れば納得!! 総義歯治療のコツと勘どころ」で2016年5月から10回にわたって詳しく解説したものに、加筆・修正を加え、新たに書籍化したものである。

　本書によって、皆さんが「吸着下顎総義歯」の理解と興味をより深め、総義歯治療に取り組んでいただければ幸いである。

　本書を、われわれと同じように、困っている無歯顎患者を笑顔にして差し上げるため、汗水流しながら悪戦苦闘を続けている歯科医師、歯科技工士、そしてすべての歯科医療関係者に捧げたい。

2017年12月

山形県・佐藤歯科医院　佐藤勝史

CONTENTS

刊行にあたって ……………………………………………………………………………… 3

第1章 吸着下顎総義歯製作のフローチャート

吸着下顎総義歯製作のフローチャート
佐藤勝史

吸着下顎総義歯製作のフローチャート ……… 10	精密印象（機能印象材法）……………………… 18
概形印象 ……………………………………… 12	ゴシックアーチ描記＆咬合採得 ……………… 19
簡易咬合採得 ………………………………… 14	義歯試適 ……………………………………… 20
個人トレー製作（歯科技工サイド）………… 15	義歯装着 ……………………………………… 20
精密印象（シリコーン印象材法）…………… 16	

第2章 吸着下顎総義歯づくりの勘どころ

1. 下顎総義歯の吸着の診断
阿部二郎

吸着下顎総義歯とは外れないことなり ……………………………………………………… 24
吸着義歯の診査・診断のポイント …………………………………………………………… 25
解剖学的阻害因子 ……………………………………………………………………………… 26
下顎位に関する阻害因子 ……………………………………………………………………… 29
　【参考文献】…………………………………………………………………………………… 31

2. 吸着下顎総義歯の床縁形態

①頬側床縁
山崎史晃

頬棚とは ………………………………………………………………………………………… 32
頬側の床の拡大により、支持力の向上が得られるのか？ ………………………………… 34
患者が求める義歯 ……………………………………………………………………………… 34
頬側の外形が大きすぎると…… ……………………………………………………………… 34
吸着下顎総義歯の概形印象 …………………………………………………………………… 37
吸着下顎総義歯のための個人トレー外形 …………………………………………………… 37
完成義歯の床縁形態 …………………………………………………………………………… 41
　【参考文献】…………………………………………………………………………………… 41

②レトロモラーパッド
市川正人

吸着下顎総義歯とは …………………………………………………………………………… 42
吸着下顎総義歯における床縁形態（床外形線および床縁の厚み）の役割 ……………… 43
レトロモラーパッド部の特異性 ……………………………………………………………… 44

レトロモラーパッド部の床縁形態の勘どころ ……………………………………… 46
レトロモラーパッド部封鎖のための印象とその勘どころ ……………………… 49
概形印象のコツ ……………………………………………………………………… 50
精密機能印象のコツ ………………………………………………………………… 52
　【参考文献】 ………………………………………………………………………… 53

③染谷のスジと後顎舌骨筋窩　　　　　　　　　　　　　　　　　三宅宏之

染谷のスジとは？ …………………………………………………………………… 54
吸着下顎総義歯のための染谷のスジ部印象法 …………………………………… 57
筋形成と後顎舌骨筋窩部の床縁形態 ……………………………………………… 58
吸着下顎総義歯における後顎舌骨筋窩部の代償性封鎖のメカニズム ………… 58
後顎舌骨筋窩部の診査と印象採得 ………………………………………………… 59
高度顎堤吸収症例の後顎舌骨筋窩の精密印象 …………………………………… 62
　【参考文献】 ………………………………………………………………………… 63

④舌下ヒダ部の封鎖　　　　　　　　　　　　　　　　　　　　　本多孝史

吸着下顎総義歯のポイントのひとつ、舌下ヒダ ………………………………… 64
舌のポジションと舌下ヒダ ………………………………………………………… 65
舌下ヒダ部の封鎖の破壊を防ぐ …………………………………………………… 67
　【参考文献】 ………………………………………………………………………… 73

⑤唇側粘膜研磨面形態　　　　　　　　　　　　　　　　　　　　佐藤勝史

吸着下顎総義歯が浮き上がる？ …………………………………………………… 74
開口時の吸着下顎総義歯の浮き上がりの原因 …………………………………… 75
義歯床唇側粘膜研磨面が下口唇により後方に押される ………………………… 75
Cool Japan …………………………………………………………………………… 85
　【参考文献】 ………………………………………………………………………… 85

3．下顎総義歯吸着のための咬合採得
①セントリックトレーを用いた簡易咬合採得法　　　　　　　　相澤正之

ダブルアーチ印象テクニック ……………………………………………………… 86
セントリックトレーの構成 ………………………………………………………… 88
簡易咬合採得から精密な咬合採得へ ……………………………………………… 88
ダブルアーチ印象体が本当に概形印象模型にフィットするのか？ …………… 89
仮の咬合高径の決定 ………………………………………………………………… 91

セントリックトレーを使った咬合採得 …… 92
顎位エラーのリカバリーが楽なセンタープレート法 …… 95
印象面のエラーの修正 …… 97
【参考文献】 …… 97

②ゴシックアーチ（Go-A） 山崎史晃

総義歯の咬合採得 …… 98
ゴシックアーチ描記の目的 …… 99
ワックスバイトで起こりやすいエラー …… 100
着脱自由なゴシックアーチ描記装置であるナソメーター M の利点 …… 101
咬合高径の確認 …… 102
ゴシックアーチの描記 …… 105
タッピングの記録 …… 106
ゴシックアーチの診断 …… 106
【参考文献】 …… 107

第3章 吸着義歯づくりの応用

1. 総義歯とパーシャルデンチャー、IOD における床縁形態の設定法 亀田行雄

義歯床縁形態の原則 …… 110
総義歯における辺縁封鎖増強のための便宜的形態 …… 111
中間欠損・遊離端欠損・多数歯欠損の RPD と、
総義歯における床縁形態の違い …… 112
総義歯、2-IOD、多数-IOD での義歯床縁形態の違い …… 114
印象採得における術式の違い …… 115
【参考文献】 …… 119

2. 若手歯科医師・歯科技工士への吸着下顎総義歯のすゝめ 松下 寛

吸着下顎総義歯の基本概念 …… 120
吸着下顎総義歯を製作するうえでの注意点 …… 122
【参考文献】 …… 125

索 引 …… 126

表紙デザイン：金子俊樹

■ 執筆者一覧

佐藤勝史　(Katsushi SATO)
1963年　山形県生まれ
1989年　昭和大学歯学部卒業
1998年　山形県東根市にて「佐藤歯科医院」開設
2011年　「佐藤歯科医院　ラ・フランス　オフィス」に名称変更
2014年　『What is Suction Denture ?』上梓
2018年　『This is Suction Denture !』上梓
現在に至る

亀田行雄　(Yukio KAMEDA)
1963年　栃木県生まれ
1988年　東北大学歯学部卒業
1988年～1994年　東京都新宿区内の歯科医院に勤務
1991年～2002年　東京医科歯科大学歯学部　高齢者歯科学講座在籍
1994年　埼玉県川口市にて「かめだ歯科医院」開設
2014年　医療法人D&H設立　川口駅東口に分院「樹モール歯科」開設
現在に至る

市川正人　(Masato ICHIKAWA)
1959年　京都府生まれ
1984年　日本大学松戸歯学部卒業
1984年～1985年　日本大学松戸歯学部　第1口腔外科学講座在籍
1985年～1987年　ねぎし歯科医院勤務（東京都）
1987年～1989年　高橋歯科医院勤務（福井県）
1989年　福井県三方郡美浜町にて「市川歯科医院」開設
現在に至る

相澤正之　(Masayuki AIZAWA)
1971年　宮城県生まれ
1995年　日本大学歯学部卒業
2004年　東京都江東区亀戸にて「あいざわ歯科医院」開設
現在に至る

三宅宏之　(Hiroyuki MIYAKE)
1971年　宮城県生まれ
1996年　奥羽大学歯学部卒業
1999年　宮城県石巻市にて「三宅歯科医院」開設
2011年　東北大学大学院　歯学博士
2012年　東日本大震災被災のため移転開業
現在に至る

阿部二郎　(Jiro ABE)
1955年　宮城県生まれ
1981年　東京歯科大学卒業後、矢崎歯科医院（東京都）に勤務
1982年　東京都調布市にて「阿部歯科医院」開設
1999年～2005年　日本顎咬合学会常任理事
2001年～現在　GC総義歯セミナー講師
2005年～2011年　日本顎咬合学会評議員
2006年～2015年　Japan Denture Association
2008年～現在　Ivoclar Vivadent BPS International Instructor
2012年～現在　東北大学大学院歯学研究科口腔システム補綴科　臨床教授
　　　　　　　神奈川歯科大学顎咬合回復補綴医学講座　客員教授
2015年～現在　Japan Plate Denture Association 名誉会長
現在に至る

松下　寛　(Hiroshi MATSUSHITA)
1957年　東京都生まれ
1982年　東北大学歯学部卒業
1986年　東北大学大学院歯学専攻科終了（歯学臨床系）
1988年　「城南福祉医療協会大田歯科」勤務
2002年　東京都板橋区にて「マミ歯科」開設
2005年　東京都世田谷区にて分院「まつした歯科」開設
現在に至る

山崎史晃　(Fumiaki YAMAZAKI)
1970年　富山県生まれ
1995年　九州歯科大学卒業
2002年　富山県射水市にて「やまざき歯科医院」開設
2017年　大阪大学歯学部大学院卒業
現在に至る

本多孝史　(Takashi HONDA)
1971年　埼玉県生まれ
1997年　新潟大学歯学部卒業
　　　　中村歯科医院勤務（埼玉県）
2014年　埼玉県鴻巣市にて「大本歯科医院」開設
現在に至る

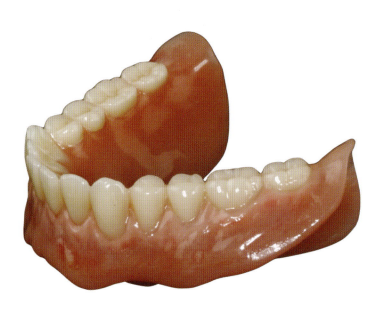

第1章

吸着下顎総義歯製作のフローチャート

吸着下顎総義歯製作

●下顎総義歯吸着のための口腔内診査

第2章 1.へ

吸着阻害因子	右			左		
	良好	中等度	不良	良好	中等度	不良
1．顎堤形態						
2．舌下ヒダ部のスポンジ状組織						
3．後顎舌骨筋窩部の義歯床延長の余裕						
4．洋梨状のレトロモラーパッド						
レトロモラーパッドの ✓ 項目（2つ以上問題があれば不良）		右側		左側		
① 前方1/2に硬い線維性の組織があるか、ないか		（ある、少しある、ない）		（ある、少しある、ない）		
② 形態		（大きい、中、小さい）		（大きい、中、小さい）		
③ 前方傾斜角度		（緩い、少し急、急）		（緩い、少し急、急）		
④ 開閉口時の形態変化		（小さい、中、大きい、）		（小さい、中、大きい、）		
5．開口時の舌後退	☐良好（2cm以内）		☐中等度（2〜4cm）		☐不良（4cm以上）	
6．顎間関係	☐Class Ⅰ（良好）		☐Class Ⅱ（中等度）		☐Class Ⅲ（不良）	
7．下顎位	☐誘導位と習慣性咬合位が一致		☐誘導位と習慣性咬合位の2mm以上のズレ		☐2mm以上のズレと不安定なタッピング位	
8．顎関節機能	☐正常		☐機能異常あり		☐重度の機能障害（クリック音、痛み）	

1日目

●概形印象

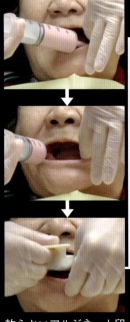
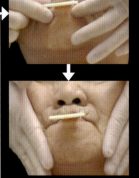
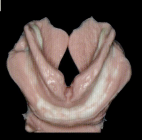

軟らかいアルジネート印象材の均一でわずかな圧によって押し広げた下顎安静位相当の空間を採得する。

●簡易咬合採得

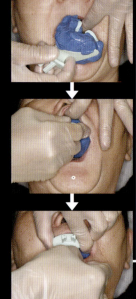
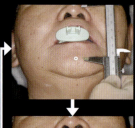
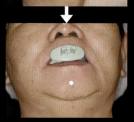
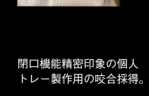
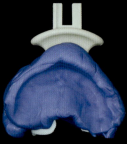

閉口機能精密印象の個人トレー製作用の咬合採得。

のフローチャート

2日目

● 精密印象（5つの動き：2〜3回）

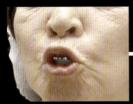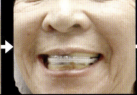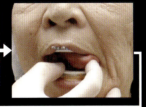

機能運動による粘膜の動きを排除した完成義歯の空間を採得する。

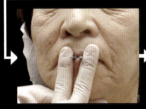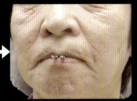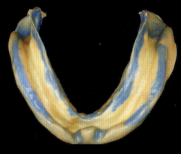

● ゴシックアーチ

垂直的顎位の確認と水平的顎位の診断・決定。

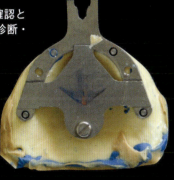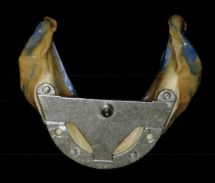

3日目

● 義歯試適

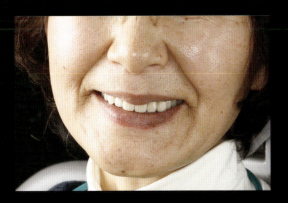

4日目

● 義歯装着

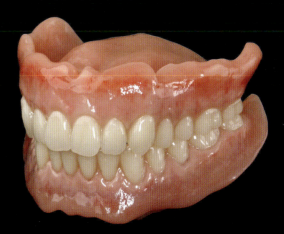

概形印象

● 上顎

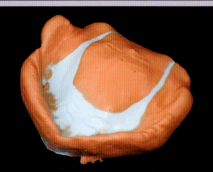

● 下顎

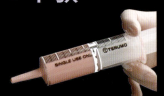
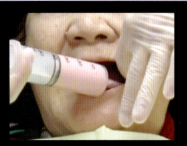
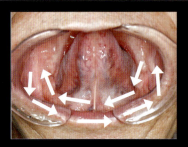

術者は、患者の10時の方向に立つ。
高流動性のアルジネート印象材をシリンジ（アキュデントシリンジ：Ivoclar Vivadent またはカテーテルチップ型50ml SS-50CZ：テルモ）に入れ、左側のレトロモラーパッドより流入を開始し、舌下を通り、反対側のレト

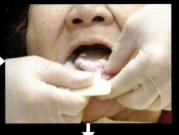

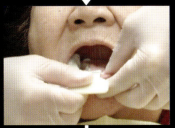

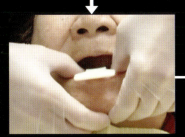

この状態で舌を突出してもらう（アッカンベー）。舌を戻して、口腔底の動きが安定するまで7秒間待つ。その後、トレーの臼歯部を押していく。

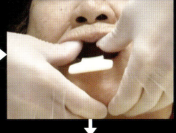

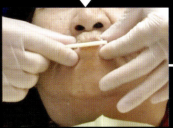

上口唇を内側に巻き込まないように、親指で上口唇を跳ね上げながら、患者にゆっくり閉口してもらう。

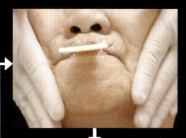

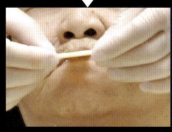

印象材の重みで頬粘膜が広がってしまうのを補正するために、頬を撫で上げる。
トレーの位置の微調整を行う。
閉口状態のまま印象材の硬化を待つ。

	流動性の高い印象材	流動性の低い印象材
Ivoclar Vivadent	アキュデントXD シリンジマテリアル	アキュデントXD トレーマテリアル
ジーシー	アロマファイン ダストフリー （水2割増し）	ハイテクニコール （水2割減）
ニッシン	アルフレックス ダストフリー （水5割増し）	アルフレックス デンチャー

使用可能なアルジネート印象材の組み合わせ。

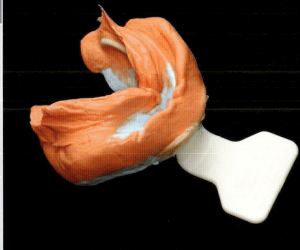

概形印象の完成。

簡易咬合採得

第2章
3.—①へ

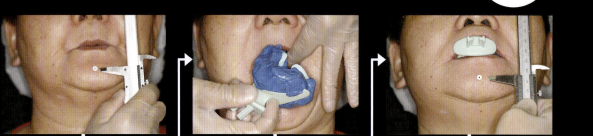

個人トレー製作（歯科技工サイド）

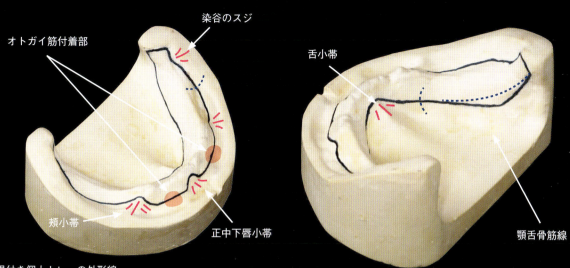

ロウ堤付き個人トレーの外形線。

頬側：頬小帯および染谷のスジを避けて、歯肉頬移行部最下点。
唇側：正中下唇小帯を避けて、歯肉唇移行部から2mm上。オトガイ筋付着部が見えればリリーフ。
舌側前方：舌小帯を避けて、最凸部。
顎舌骨筋線部：顎舌骨筋線を2〜3mm超える。
レトロモラーパッド：全部覆う。

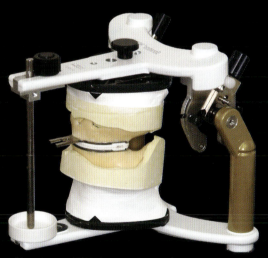

ゴシックアーチ装置ナソメーターM（Ivoclar Vivadent）を装着した個人トレー
セントロフィックス（白水貿易）でも可。

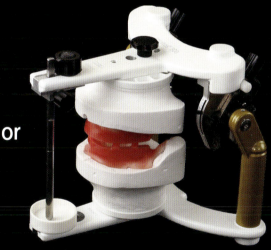

ロウ堤付き個人トレー。精密印象前に4つの突起の先を熱したスパチュラで軟化して口腔内で咬合を微調整する。

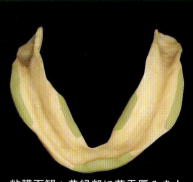

粘膜面観：黄緑部に若干厚みをもたせる。

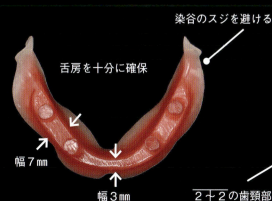

舌房を十分に確保
幅7mm
幅3mm

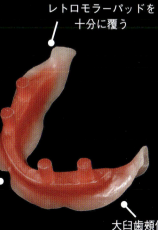

レトロモラーパッドを十分に覆う
染谷のスジを避ける
2+2の歯頸部を凹にする
大臼歯頬側はやや凹形態

精密印象（シリコーン印象材法）

● 1次精密印象

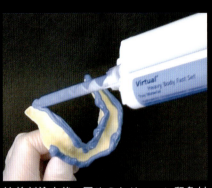

接着剤塗布後、固めのシリコーン印象材を個人トレーの辺縁のみに塗布し、口腔内に挿入し、患者に機能運動の代表となる「5動作」を行ってもらう。

	低流動性の 1次印象材	高流動性の 2次印象材
Ivoclar Vivadent	Virtual Heavy Body	Virtual Light Body
ジーシー	Exadenture Border Type	Exadenture
モリタ	Genie Heavy Body	Genie Regular Body
白水貿易	Panasil Tray Soft Heavy	Panasil Initial Contact Light

使用可能なシリコーン印象材の組み合わせ。

❶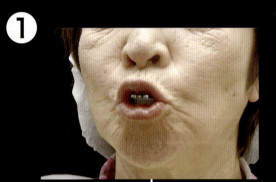

う〜　　口を尖らす。

❷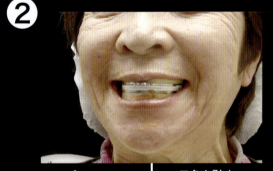

い〜　　口角を引く。

× 2回

❸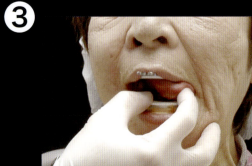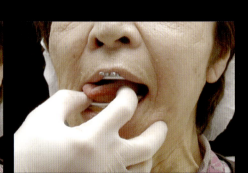

④ 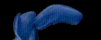 ぐっ　下顎個人トレー前歯部舌側を舌で押す。

⑤ 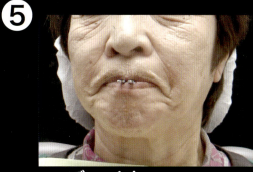 ごっくん　嚥下。

この「5動作」を2、3回繰り返してもらい、閉口してシリコーン印象材の硬化を待つ。

精密印象（機能印象材法）

● 1次精密印象

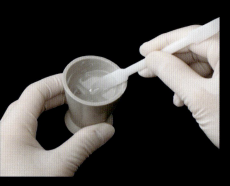

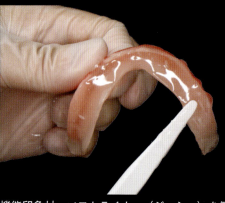

機能印象材・ソフトライナー（ジーシー）を個人トレー粘膜面全体に盛り、「5動作」を2、3回行ってもらう。
粉液比は、コシを固めにするため、「10：7」とする。
接着剤は不要。

● 2次精密印象

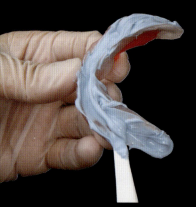

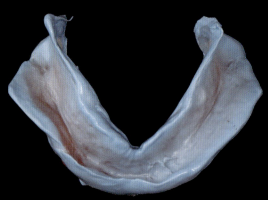

1次精密印象材硬化後、シリコーン印象材のエグザデンチャー（ジーシー）を塗布し、「5動作」を2、3回行ってもらう。
硬化して完了。接着剤は不要。

精密印象は、材料の違いにより、シリコーン印象材法と機能印象材法の2つの方法に分類される。

ゴシックアーチ描記 & 咬合採得

上下顎とも印象用カバーを外し、ゴシックアーチ用アタッチメントに交換する。

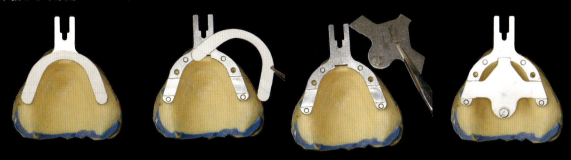

シリコーン印象材で精密印象後の最も顎堤と適合がよい状態でゴシックアーチを描記させ、咬合採得を行う。

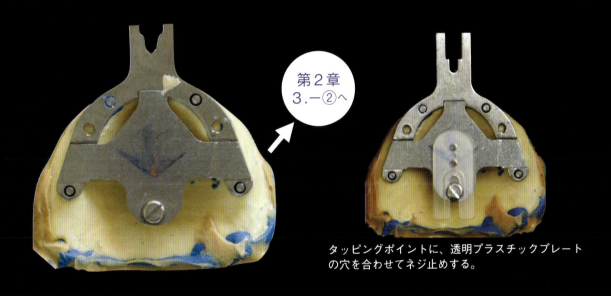

第2章 3.-②へ

タッピングポイントに、透明プラスチックプレートの穴を合わせてネジ止めする。

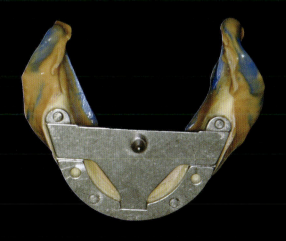
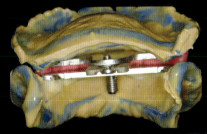

穴に下顎の描記針を差し込み固定し、上下顎歯列部の隙間にシリコーンバイト材を流し込み、咬合採得を行う。

機能印象材法では、2日目に精密印象のみ行い、その模型からゴシックアーチ用咬合床を製作し、別の日に採得を行う。

義歯試適

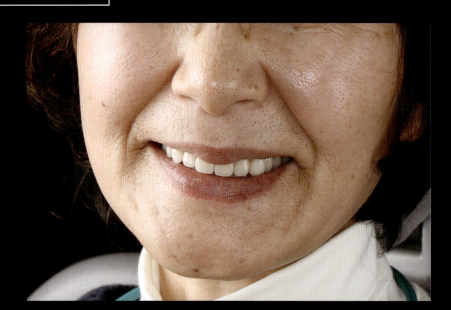

4日目 →

義歯装着

吸着下顎総義歯の形態的特徴。

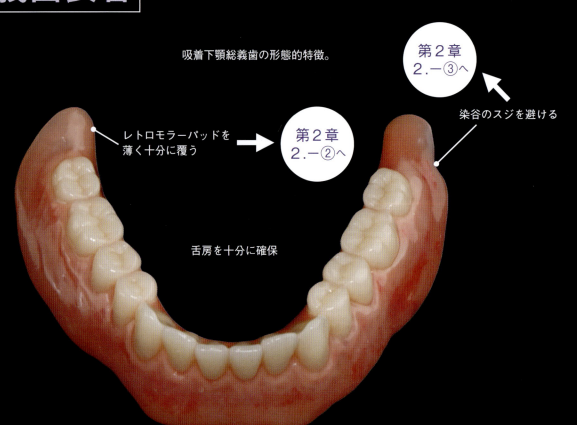

レトロモラーパッドを薄く十分に覆う → 第2章 2.-②へ

染谷のスジを避ける → 第2章 2.-③へ

舌房を十分に確保

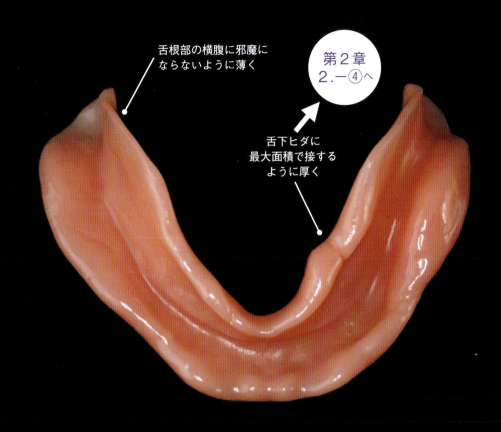

舌根部の横腹に邪魔にならないように薄く

第2章 2.―④へ

舌下ヒダに最大面積で接するように厚く

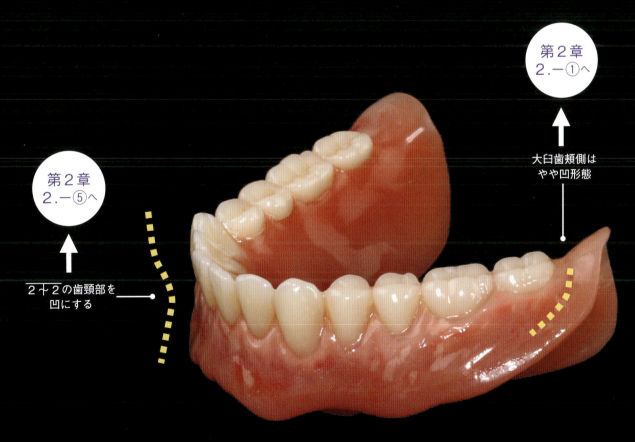

第2章 2.―①へ

大臼歯頬側はやや凹形態

第2章 2.―⑤へ

$\overline{2＋2}$の歯頸部を凹にする

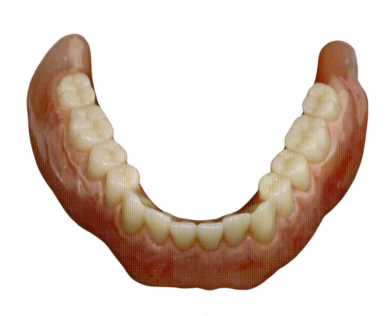

第2章

吸着下顎総義歯づくりの勘どころ

1. 下顎総義歯の吸着の診断

2. 吸着下顎総義歯の床縁形態
   ①頰側床縁
   ②レトロモラーパッド
   ③染谷のスジと後顎舌骨筋窩
   ④舌下ヒダ部の封鎖
   ⑤唇側粘膜研磨面形態

3. 下顎総義歯吸着のための咬合採得
   ①セントリックトレーを用いた簡易咬合採得法
   ②ゴシックアーチ（Go-A）

1. 下顎総義歯の吸着の診断

 吸着下顎総義歯とは外れないことなり

　これまで「不可能だ」といわれてきた下顎総義歯の吸着が可能になったのは、いまから約20年前の1990年代後半のことである[1〜3]。

　恥ずかしい話であるが、研究の動機は、「お金を出すから下顎の入れ歯を何とか浮かないようにしてくれ！」という患者の一言で、私が開業時に多額の借金をかかえて喉から手が出るほどお金がほしかったことが理由である。しかし、もちろん下顎総義歯を吸着させる腕もなく、悔しい思いをしたのち、何とかならないかと考え、1985年から研究を始めた。正直に言うと、その答えを見つけ出すのに最も邪魔になったのが、口腔内で直接目で見ることのできない筋の付着部を義歯設計の目安とする従来型印象法のコンパウンドテクニックである。正確には、コンパウンドテクニックによる義歯床の辺縁封鎖という言葉である。実は、ここで言う辺縁封鎖は部分的な辺縁封鎖を示していて、もし下顎総義歯の全周囲が封鎖されていれば、上顎総義歯と同じような吸着が得られていたからである。

　結局わかったことは、義歯床縁を封鎖しているのは筋ではなく、口腔粘膜だということである。口腔粘膜が義歯床全周囲とうまく接触して封鎖するという点に着目した結果、下顎総義歯の吸着を得るには、下顎も義歯床の全周囲が封鎖されれば達成できると考えるようになったのである。

　吸着下顎総義歯とは、「下顎総義歯を外そうとするとき、強い陰圧を感じる義歯」のことである。佐藤は、『What is Suction Denture?』（デンタルダイヤ

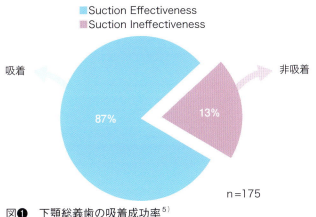

図❶　下顎総義歯の吸着成功率[5]

モンド社）のなかで、「吸着義歯とは外れないことなり」と表現を変えて述べている[4]。まず、読者諸氏が実践するにあたり、1ヵ所でも辺縁から空気が入らないように気を配り、床縁の全周囲が口腔粘膜に包み込まれるように精密印象を完成させることに集中してみていただきたい。また、概形印象の採り方、個人トレーの設計線とそれに付与する仕掛け、印象は閉口機能印象を中心に、さらには人工歯配列位置や研磨面形態も義歯が粘膜に包み込まれやすい形態に仕上げるなど、これまでの義歯製作方法とはまったく違う工程を辿って吸着義歯が完成することを理解していただきたい。

吸着義歯の診査・診断のポイント

1．吸着の診査・診断で自費率アップ

診査・診断という言葉を聞くと、「なんか大学みたい」と退いてしまう人も多いかもしれない。しかし、もし吸着義歯が"確実にできそうだ"と10分以内に診断がつけば、患者に自信をもって自費の義歯を勧めることができるようになるのである。

2．吸着成功率は約87％（図1）

吸着テクニックを駆使しても、その成功達成率は筆者らの学会の調査では約87％である[5]。難しい13％を診査で篩い分けられれば、患者とのコンサルテーションは自信に満ちた説明に変わる。

3．吸着を阻害する因子

診断用シートを用いて該当する部分に「✓」を入れていく（表1）。

吸着阻害因子は、解剖学的阻害因子と下顎位に関する阻害因子の2つに分類される。前者は5つ（1〜5）に分類され、"不良"の箇所に2つ以上の「✓」が入った場合を難症例とする。後者は3つ（6〜8）に分類され、「✓」が一番右のClass Ⅲ、不安定、重度の機能障害に入った場合を難症例とする。

表❶　下顎義歯吸着の診査項目

吸着阻害因子	右			左		
	良好	中等度	不良	良好	中等度	不良
1．顎堤形態						
2．舌下ヒダ部のスポンジ状組織						
3．後顎舌骨筋窩部の義歯床延長の余裕						
4．洋梨状のレトロモラーパッド						
レトロモラーパッドの ✅ 項目（2つ以上問題があれば不良）		右側		左側		
① 前方1/2に硬い線維性の組織があるか、ないか		（ある、少しある、ない）		（ある、少しある、ない）		
② 形態		（大きい、中、小さい）		（大きい、中、小さい）		
③ 前方傾斜角度		（緩い、少し急、急）		（緩い、少し急、急）		
④ 開閉口時の形態変化		（小さい、中、大きい）		（小さい、中、大きい）		
5．開口時の舌後退	□良好（2cm以内）		□中等度（2〜4cm）		□不良（4cm以上）	
6．顎間関係	□ ClassⅠ（良好）		□ ClassⅡ（中等度）		□ ClassⅢ（不良）	
7．下顎位	□誘導位と習慣性咬合位が一致		□誘導位と習慣性咬合位の2mm以上のズレ		□2mm以上のズレと不安定なタッピング位	
8．顎関節機能	□正常		□機能異常あり		□重度の機能障害（クリック音、痛み）	

　解剖学的阻害因子よりも下顎位に関する阻害因子のほうが、下顎総義歯の吸着を困難にする傾向がある。

解剖学的阻害因子

1．顎堤形態（図2）

　顎堤吸収が著しいと、咬合時に義歯が顎堤上で滑り、周囲から空気が侵入し、封鎖が破壊される。パノラマX線写真上で、オトガイ孔上部の残存骨量がオトガイ孔下部の骨量と等倍を良好とし、等倍以下を中等度、オトガイ孔近くまで骨が喪失しているものを不良とする。

2．舌下ヒダ部のスポンジ状組織（図3）

　舌側床縁がスポンジ状の組織に埋もれることで強い封鎖力が発揮される。
　患者にゆっくり口を開けてもらい、そのとき、前歯部顎堤の後ろに軟らかいスポンジ状の組織が大きく盛り上がるケースを良好とする。少しだけ盛り上がるケースを中等度、そして舌下ヒダ部がテント状に硬くなっているケースを不良とする。

3．後顎舌骨筋窩部の義歯床延長の余裕（図4）

　レトロモラーパッド舌側下部に義歯床を少なくとも2mm以上延長しないと、封鎖は完成しない。

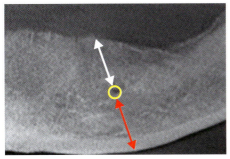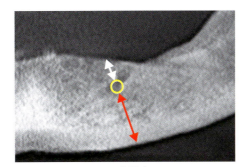

a：良好　　　　　　　　　　　　　　b：中等度

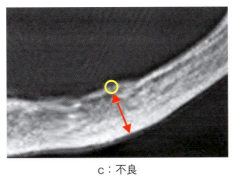

c：不良

図❷ a〜c　顎堤形態

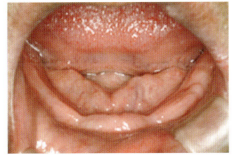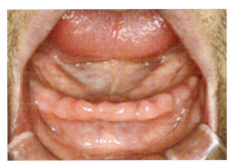

a：良好　　　　　　　　　　　　　　b：中等度

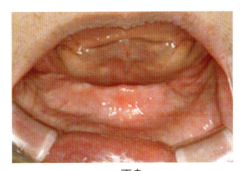

c：不良

図❸ a〜c　舌下ヒダ部のスポンジ状組織

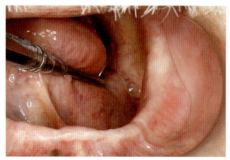
a：十分にある（良好）

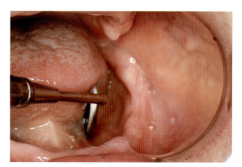
b：やや浅い（中等度）

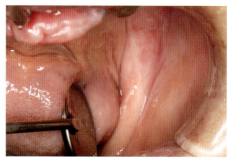
c：余裕がまったくない（不良）
図❹a〜c　後顎舌骨筋窩部の義歯床延長の余裕

　デンタルミラーを後顎舌骨筋窩部（舌側後方部）に挿入して、義歯床縁が顎舌骨筋線を越えて2mm以上延長できる余裕があるケースを良好とする。やや浅い場合を中等度、そして延長できる余裕がまったくないケースを不良とする。

4．梨状のレトロモラーパッド（図5）

　レトロモラーパッド部は開閉口時に形が大きく変化するので、最も封鎖が難しい場所と考えられている。項目は4つに分かれ、左右別々に診査する。
1）前方1/2に硬い線維性の組織があるか、ないか
2）形態が大きいか、小さいか
3）前方傾斜角度が緩いか、急か
4）開閉口時の形態変化が大きいか、小さいか

　このなかで、すべて良好なケースを良好、1つ問題がある場合を中等度、2つ以上に問題がある場合を不良とする。

5．開口時の舌後退（図6）

　開口時に舌を無意識に強く後ろに引くケースでは、義歯床舌側辺縁から空気が侵入して封鎖が破壊される。
　下顎安静位のリラックスした状態、あるいは軽く開口した状態で前歯部顎堤に対する舌尖の位置を確認する。2cm以内の舌の後退を良好、2〜4cmの後退を中等度、4cm以上の後退を不良とする。

洋梨状のRMP		紐状のRMP

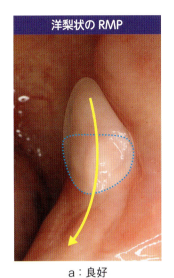 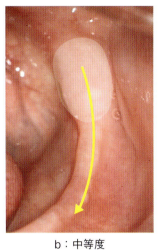 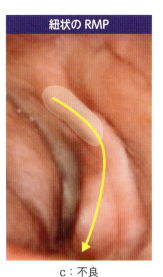

a：良好　　　　　　　　b：中等度　　　　　　　　c：不良

図❺a〜c　洋梨状のレトロモラーパッド

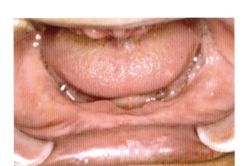 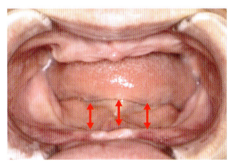

a：2cm以内の後退（良好）　　　　b：2〜4cmの後退（中等度）

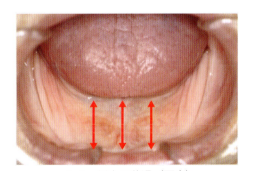

c：4cm以上の後退（不良）

図❻a〜c　開口時の舌後退

下顎位に関する阻害因子

6．顎間関係（図7）

　Ⅱ級の顎間関係では上下顎前歯部に大きなオーバージェットを設けてしまいがちで、顎運動の前後的遊びが大きくなる。その結果、義歯は容易に顎堤上で滑り、辺縁から空気が侵入して封鎖が破壊される。また、Ⅲ級の顎間関係では

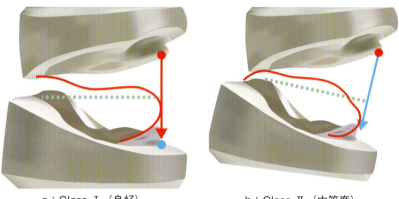

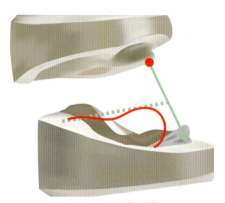

図❼a〜c　顎間関係

低位舌のケースが多く見られ、舌側床縁の封鎖が難しくなる。

7．下顎位（図8）

　下顎位が不安定なケースでは義歯が容易に顎堤上で滑り、辺縁から空気が侵入して封鎖が破壊される。初診時に、使用中の義歯が入った状態で患者の下顎を後方へ誘導する。患者が咬合している位置から下顎位が2mm以上ズレる場合は、誘導位と習慣性咬合位の不一致とし、誘導位でタッピングさせたときに位置があちこちに移動する場合を不安定とする。

8．顎関節機能（図9）

　クリック音を発生するような、急な下顎位の偏位が粘膜と義歯床の接触を破壊する。耳孔から約13mmの位置に指を置き、開閉口させる。下顎頭がスムーズに左右同時に運動するケースを正常、どちらかの下顎頭が先に、あるいは遅れて外側に飛び出すように偏位する場合を機能異常とし、加えて関節円板が偏位するクリック音や痛みなどがある場合を重度な機能障害とする。

　とくに、下顎位に関する吸着阻害因子が強いケースでは、フラットテーブルを用いた治療用義歯が必要になる。また、顎関節にクリック音などの重度な機能障害がみられる場合には、吸着義歯をあきらめてインプラントオーバーデンチャーを勧めることも必要である。

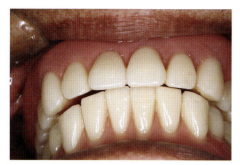
図❽a 不安定な下顎位。下顎誘導前

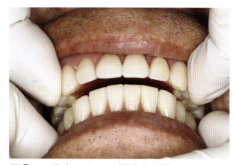
図❽b 術者による下顎後方誘導

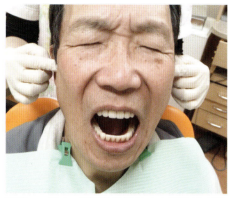
図❾a 強度の顎関節機能障害。下顎頭を触診

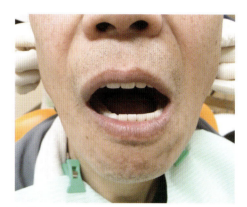
図❾b 左クリックにてまっすぐに開口できない（左側偏位）

　以上の診断により、初診時のカウンセリングの時点で、患者に治療の方向性を示すことができる。治療が始まってから患者に「治療用義歯が必要ですよ」、あるいは「インプラントを埋入しましょう」と説明しても、"時すでに遅し"。患者は「最初と話が違う」と怒り、あなたの歯科医院から離れてしまうであろう。

　根拠のない治療説明は、患者の信頼を失うだけでなく、あなたの歯科医院の信用も失うことになる。本項で紹介した診断用シートを使い、吸着を得られるケースと得られないケースを知って患者の説明に活用し、確実な結果をもたらす臨床を提供していただけたら幸いである。

（阿部二郎）

【参考文献】
1）阿部二郎：誰にでもできる下顎総義歯の吸着．ヒョーロン・パブリッシャーズ，東京，2004．
2）阿部二郎：月刊阿部二郎 下顎総義歯，吸着までの道のり．デンタルダイヤモンド社，東京，2007．
3）阿部二郎，小久保京子，佐藤幸司：4 Step で完成 下顎吸着義歯と BPS パーフェクトマニュアル．クインテッセンス出版，東京，2014．
4）佐藤勝史：What is Suction Denture?．デンタルダイヤモンド社，東京，2014．
5）伊井博樹：下顎総義歯の吸着の阻害因子に関する後ろ向き研究．顎咬合誌，36（3）：184-191，2016．

2. 吸着下顎総義歯の床縁形態
①頬側床縁

　苦労して製作した義歯が、「大きすぎる」と受け入れてもらえなかったり、口を大きく開けると浮き上がってしまうという経験をしたことはないであろうか?

　学生時代に、頬棚は重要な支持域なので、床縁を"できるだけ"大きく拡大すると習うが、この"できるだけ"とは、どの程度の大きさなのであろうか?

　本項では、患者が邪魔に感じずに、よく噛める頬側床縁形態について考えてみたい。

 ### 頬棚とは

　歯科補綴学専門用語集（医歯薬出版）では、「下顎骨の大臼歯部の頬側に位置し、外斜線と歯槽斜面とに囲まれた平坦な部位。骨組織は緻密であり、咬合平面に対してほぼ平行の面であるので、垂直的咬合力の方向に直交しており、義歯床負担域として有効な部位である」と認識されている（図1）。頬棚の外側の骨外斜線には、頬筋が付着しているが、頬筋は義歯と平行に走行しているため、この骨外斜線を義歯床で覆い、頬棚部の支持面積を大きくして咀嚼能力を向上させることが、下顎総義歯では有効だと考えられてきた（図2）。

　とくに、下顎義歯は支持面積が上顎の1/3と小さいため、少ない支持組織の一つである頬棚を含む頬側の床縁形態は重要だと考えられている。しかし、実際の臨床では頬側の粘膜組織の抵抗力には個人差があるため、骨外斜線を基準にした義歯は、「大きくて入れていられない」、「口を開けると義歯が外れてしまう」と訴える患者に遭遇することがある（図3）。

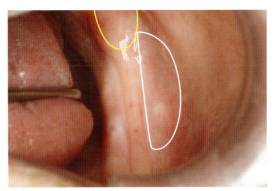

図❶ 頰棚（白線部）。近心は頰小帯、遠心はレトロモラーパッド（黄線部）、外側は骨外斜線、内側は歯槽斜面に囲まれた平坦な部分

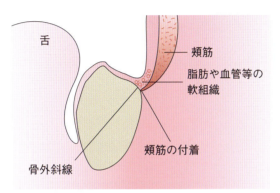

図❷ 頰筋の付着は、骨外斜線と考えられているが、骨吸収の激しい症例では、より内側に付着する。頰筋の付着と粘膜との間には、脂肪や血管などの豊富な軟組織が存在する

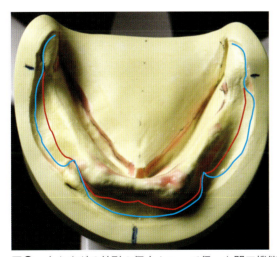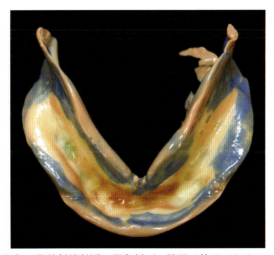

図❸ 大きすぎる外形の個人トレーで行った閉口機能印象。骨外斜線付近の印象材が、強圧で抜けてしまっている。吸着は得られたが、「大きすぎて入れていられない」と、患者には受け入れてもらえなかった。赤線は吸着義歯のコンセプトに基づいた本来付与すべき個人トレー外形線

頬側の床の拡大により、支持力の向上が得られるのか？

　頬棚部を拡大すれば、支持能力の向上が期待できるのであろうか？　岸[1]は、ある一定以上の床面積を増やしても顎堤の支持能力は向上しないと述べている。羽毛田[2]も、骨外斜線部は咬合圧が直接加わる人工歯から離れているため、頬棚部に強い圧は加わらないと述べている。また、宮尾[3]の解剖学的報告では、頬筋の付着は骨外斜線よりも平均4.1mm内側に存在し、必ずしも骨外斜線に付着するわけではないと報告している。

　頬棚の骨組織が緻密骨であっても、組織学的に頬筋付着上には豊富な結合組織・脂肪組織・血管神経組織が存在するため、この部分の床外形の数mmの違いが義歯の支持能力に大きく影響を与えるかどうかには疑問が残る。

患者が求める義歯

　患者にとって快適な義歯は、違和感が少なく、痛くなく、口の中での動きが少ない義歯である。そのためには、咬合が安定していること、そして、義歯の床縁形態が大きすぎず・小さすぎず、周囲組織の機能と調和していることが大切である。

頬側の外形が大きすぎると……

　頬筋の付着が骨外斜線の内側に存在する患者に、骨外斜線を基準にした義歯を装着すると、床縁が周囲組織を圧迫して長時間義歯を装着することができない。さらに、下顎の頬側前庭粘膜の開閉口時の動きは、上顎前庭粘膜の動きよりも2〜3倍大きいため、閉口時の粘膜の動きに反発し、義歯を押し出すような力が働く（図4）。

　下顎遊離端欠損の部分床義歯の床外形を調査したところ、頬側床縁の77％は、骨外斜線よりも小さいことがわかった（図5）。このことからも、維持力が強く動かない義歯、大きすぎる義歯ほど、患者が受け入れることが難しくなると推測される。同様に、吸着下顎総義歯は従来型義歯よりも維持力が強く遊びが少ないため、大きすぎる義歯を受け入れることは難しくなる。

　次に、頬側の床形態が、吸着下顎総義歯の封鎖に与える影響について考えてみたい。義歯の吸着達成のためには、一点たりとも空気が入り込まない全周封鎖が原則である（図6）。頬側では、顎堤粘膜と頬粘膜が義歯床に接触し、2つの可動粘膜による内外二重封鎖が得られるため、この部分から空気が入り込

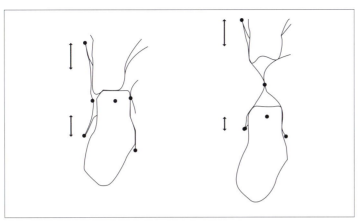

図❹ 下顎歯肉頬移行部の開閉口時の動きは、上顎歯肉頬移行部の動きの2～3倍大きい。したがって、この動きを考慮した床縁形態を付与しなければならない（参考文献[4]より引用改変）

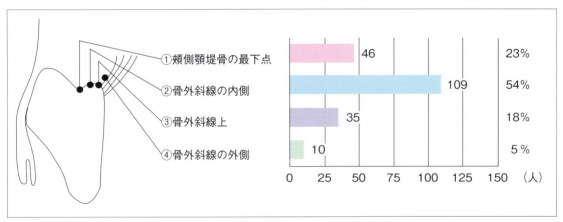

図❺ 下顎遊離端欠損の部分床義歯の床外形に関する実態調査（日本顎咬合学会誌, 33（3）, 2013）。部分床義歯の床外形の77.5％は骨外斜線より内側であり、骨外斜線を越えるものはわずか5％であった

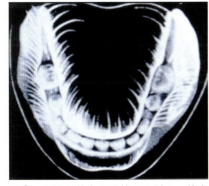
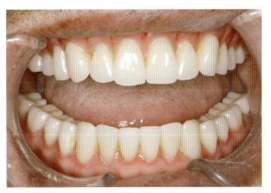

図❻ 下顎総義歯の吸着の原則は、義歯を舌や頬粘膜などの周囲組織で過不足なく取り囲み、封鎖することである（左図は参考文献[5]より引用）

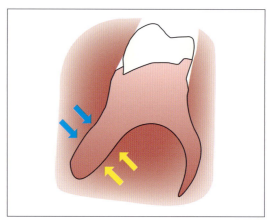

図❼　頰側では、顎堤粘膜と頰粘膜が義歯床に接触し、2つの可動粘膜による内外二重封鎖が得られるため、この部分の封鎖力は強い

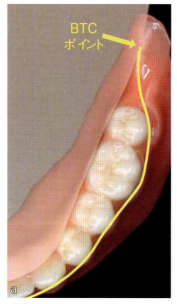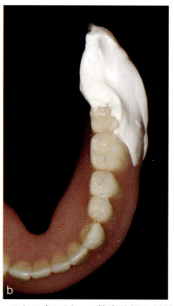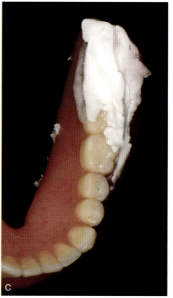

図❽　頰粘膜と舌がレトロモラーパッド上で寄り添い、義歯後縁の封鎖を向上させる。頰側の床外形を過剰に延ばすと、頰粘膜を外側に押しやり、BTCポイントを破壊してしまう（c）

むことは稀で、封鎖を妨げる直接の原因にはならない（図7）。しかし、義歯床を延ばして頰粘膜を外側に押しやると、レトロモラーパッド上部での頰粘膜と舌との接触（BTCポイント：次項p.45～49参照）による封鎖を破壊し、吸着を阻害してしまう（図8）。

つまり、吸着して患者満足度の高い総義歯を製作するには、頰粘膜の機能を邪魔しない床縁形態が重要である。そのためには、画一的に骨外斜線といった解剖学的ランドマークを基準に、術者主導で床縁形態を採得する手法よりも、「うー」、「いー」、「開口」、「閉口・嚥下」という患者主導の運動により求めた

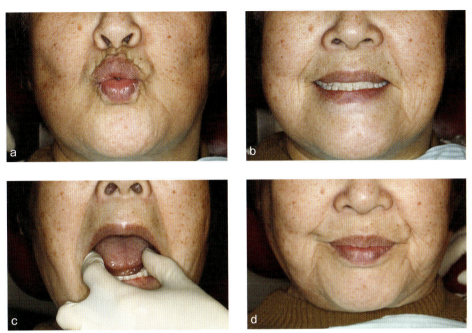

図❾　閉口機能印象時の動き（a：「うー」、b：「いー」、c：開口、d：閉口・嚥下）

機能的な床縁形態が適している（図9）。

吸着下顎総義歯の概形印象

　図10は、同一の患者の模型である。図10aは、従来の耐圧面積の拡大を重視して、粘膜を押し広げて大きく採った印象。一方、図10bは、義歯周囲組織の安静時の形態を再現するために、頬側の枠のないフレームカットバックトレーで採った印象である。図10bの印象は、印象の圧力が少ないために皺が多く認められ、粘膜の折り返し部を容易に判別することができる。

吸着下顎総義歯のための個人トレー外形

　粘膜の折り返しから骨外斜線にかけての床形態は、骨吸収量、筋肉の活動、筋肉の付着、粘膜下組織の厚みなどの患者の個体差によって大きく異なる。そこで、粘膜の折り返しより内側の動きの少ない顎堤を個人トレーで被い、動きの大きい外側をシリコーン印象材のヘビーボディーを用いた患者主導の運動を行って機能的な辺縁形成を行う。
　したがって、吸着下顎総義歯の個人トレーの外形は、粘膜の折り返しの最下

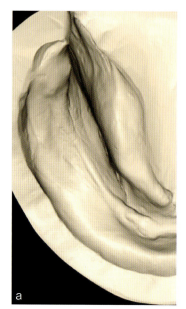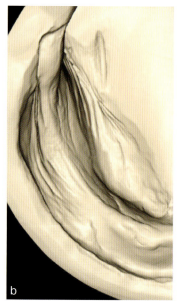

図⓾　異なるコンセプトで採った同一患者の印象。a：筋肉の付着位置がわかりやすいように、圧をかけて採った印象。b：周囲組織の静的安静時の状態を意識して、フレームカットバックトレーで採った印象

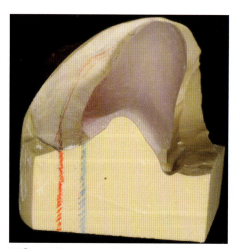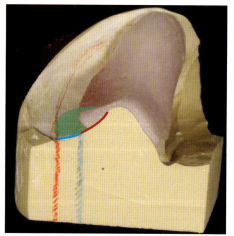

図⓫　個人トレーの外形は粘膜の最下点（青線）。粘膜の最下点から骨外斜線（赤線）までの粘膜の機能的な印象をシリコーン印象材のヘビーボディーで行う。そのため、個人トレーの辺縁はコルベン状に厚めに作製する

点に設定し、トレー辺縁にシリコーン印象材が付着しやすいような厚みを付与する（図11）。

　頬棚前方の頬小帯は、その可動範囲を推測して避けておき、印象前のトレーの試適時に、トレーが邪魔になり浮き上がらないかどうか、チェックしておかなければならない。

　遠心頬側隅角の咬筋接痕部は、近接する咬筋が収縮すると、頬粘膜が内側に

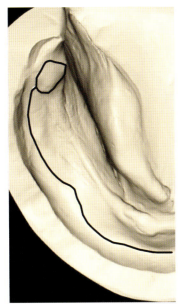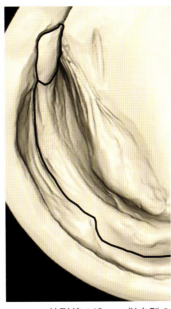

図⓬ コンセプトの違いによる個人トレーの外形線の違い。従来型の義歯は、骨外斜線を基準に個人トレーの外形を設定するが、吸着義歯では頬側前庭の最下点を個人トレーの外形とする

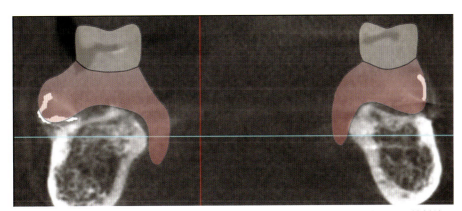

図⓭ 左右に異なる床外形。右側の床縁は骨外斜線を越えるが、左側の床縁は骨外斜線の内側に存在する。同一患者であっても、頬筋の付着位置や軟組織の量が左右で異なることが推測される

押されて義歯を押し上げることがあるため、トレーが咬筋接痕部を過剰に被わないようにし、さらに、閉口機能印象時の嚥下運動により、この部の印象形態を咬筋の機能と調和させる。頬側の個人トレーの外形は、顎堤吸収が激しい症例でも、少ない症例でも、原則として同じとしている（図12）。

頬筋付着部組織が硬い患者では印象材は留まる。一方で、軟らかい患者では印象材は広がり、外形は外側に延びる。これらの形態は、術者が決めるのではなく、患者の自発的な「開口・閉口時」の機能運動によって決定することにより、義歯周囲組織と調和した義歯床形態を付与することができる（図13）。

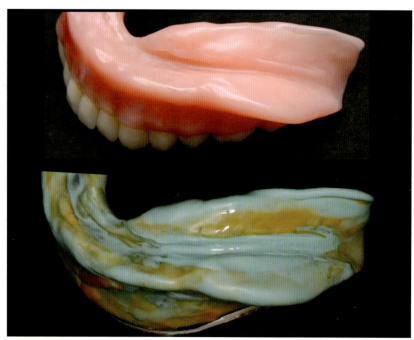

図⓮ 印象の床縁の形態（コルベン状形態）を最終義歯に再現する。辺縁から5mmの形態が、辺縁封鎖のために重要である

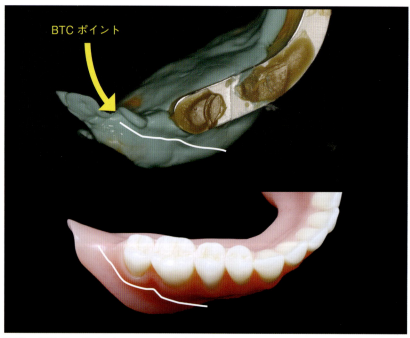

図⓯ 頬粘膜の動きがシリコーン印象材の表面に現れている。義歯研磨面を頬粘膜と調和させるため、印象の形態を参考に歯肉形成を行う。BTCポイントまで自然に移行している

完成義歯の床縁形態

　最終義歯の辺縁は、印象によって得られたコルベン状の形態を再現しなければならない（図14）。また、歯肉の形態は、レトロモラーパッド上でBTCポイントができやすいように、頬粘膜と調和した凹形態を付与する（図15）。

　吸着下顎総義歯の頬側床縁のポイントは、従来型義歯との違いを理解し、少し控えめな外形の個人トレーを用いて、患者主導の閉口機能印象を行うことです。

（山崎史晃）

【参考文献】
1) 岸 正考：歯槽堤粘膜の被圧変位性に関する加圧面の面積と変位量の関係についての実験的研究．歯科学報，72（6）：17-45，1972．
2) 羽毛田 匡：人工歯の咬頭傾斜の相違が義歯安定性に及ぼす影響．口病誌，60（1）：81-97，1993．
3) 宮尾尚文：日本人の口筋の解剖学的研究－頬筋の起始と経過について．歯科学報，72（11）：1842-1863，1972．
4) 草刈 玄：カントゥア　正しい歯冠修復のために．医歯薬出版，東京，70，1985．
5) Brill N, Tryde G, Cantor R: The dynamic nature of the lower denture space. J Prostate Dent, 15: 401-418, 1965.

2. 吸着下顎総義歯の床縁形態 ②レトロモラーパッド

　吸着下顎総義歯とはどのような義歯か？　その床縁形態の役割とは？　考慮しなければならないレトロモラーパッド部の特異性とは？　これらを再確認したうえで、レトロモラーパッド部の床縁形態について述べていきたい。

 吸着下顎総義歯とは

　義歯の離脱に対する抵抗を維持といい、その主な構成因子に接着と吸着がある。

　接着とは、唾液を介在した義歯床と顎堤粘膜との接触から得られる維持であり、維持全体の根幹を成し、その強さは義歯床の広さおよび適合性に左右される（図1、2）。

　一方、吸着とは、義歯が咬合力により顎堤粘膜へ圧下されることで唾液が排出され、義歯床と顎堤粘膜の間が陰圧状態になることで得られる維持であり、床辺縁部での空気の侵入の遮断（辺縁封鎖）が必須条件となる（図3）。

　ここで重要なのは、空気の入口が1ヵ所でも存在すれば、吸着は成立しないということである。すなわち吸着下顎総義歯とは、義歯床全周囲にわたり辺縁封鎖された義歯である[1]。なお、これは下顎に限ったことではなく、上顎においても成立する吸着の原則である。

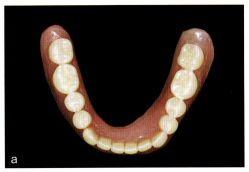
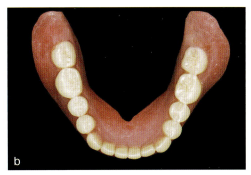

図❶　直接法の義歯床改造による床面積の拡大（a → b）の結果、維持の向上を得た

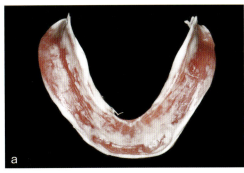
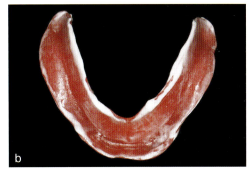

図❷　直接法の義歯裏装による適合の改善（a → b）の結果、維持の向上を得た

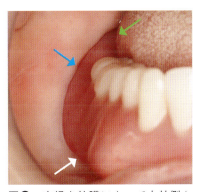

図❸　床縁を粘膜によって内外側から包み込むことで、辺縁封鎖が成立する（青矢印、緑矢印）。白矢印部位では、口角牽引により床縁が露出し、空気の侵入が容易となっている

吸着下顎総義歯における床縁形態（床外形線および床縁の厚み）の役割

　辺縁封鎖のメカニズムの詳細は、床縁の部位ごとに異なる。しかし、その基本原理は共通の内外側封鎖にある。

　床縁内側面からの封鎖を内側弁封鎖、床縁外側面からの封鎖を外側弁封鎖という。内側弁封鎖は、床縁を軟らかい可動粘膜上におくことで得られる接触型

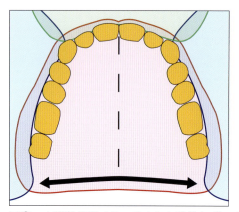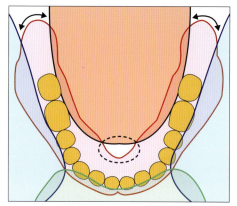

図❹　上顎後縁部では、安定した接着とポストダムにより内側弁単独でも十分な辺縁封鎖が得られる。一方、下顎後縁となるレトロモラーパッド部（右図・矢印）の内側弁封鎖は上顎ほど強大ではなく、外側弁封鎖も不安定であることから、舌下ヒダ部（右図・丸印）とともに、吸着下顎総義歯の二大ウィークポイントとなる

封鎖である。この最たるものがポストダムを付与した上顎義歯後縁部である（図4）。内側弁単独でも十分に空気の侵入を遮断できる接触強さを有している。しかし、すべての床縁部でこの強さが得られるわけではない。

そこで必要となるのが外側弁封鎖である。これにより弱い内側弁封鎖を補い、辺縁封鎖を確立させることが可能となる。

内外側弁の設定は、より剥がされにくい封鎖の獲得のために、機能時の粘膜からの反発を受けない範囲内で床外形線を広くする。そしてさらに、より効果的な封鎖が得られるように床縁の厚みを調整する必要がある。

レトロモラーパッド部の特異性

1．レトロモラーパッドの構造

レトロモラーパッド（retromolar pad）は、「臼歯後隆起」の訳のとおり、下顎歯槽堤後端にみられる粘膜の隆起で、結合線維からなる硬い前方隆起部と、疎性結合組織および臼後腺からなる軟らかい後方隆起部で構成されている。前方隆起は、最後臼歯の喪失とともに次第に吸収され、周囲と識別困難となる。一方、後方隆起は、無歯顎になっても臼後腺の生理機能が存続することから変化が少ない。この軟らかい後方隆起上に床縁をおくことで、内側弁による接触封鎖が成立する。

2．レトロモラーパッドの機能的変形

レトロモラーパッドの後方には、翼突上顎切痕（ハミュラーノッチ）へ繋がる翼突下顎ヒダがある（図5）。閉口時に、やや舌側に倒れ込んだ洋梨状のレトロモラーパッドは、開口に伴う翼突下顎ヒダの伸張によって後上方に引っ張

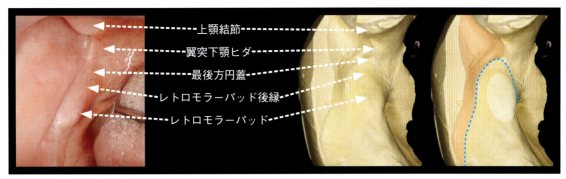

図❺ 翼突下顎ヒダに被われて、その後方にある翼突下顎縫線から頬筋が前方に起始する。頬筋を被う粘膜壁（オレンジ塗り部分）の最後方の付け根が最後方円蓋であり、床後縁設定（青曲線）の最後方位となる

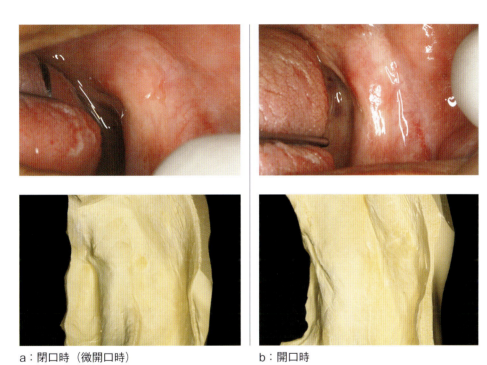

a：閉口時（微開口時）　　　　　b：開口時

図❻a、b　同一患者の口腔内と概形印象から得た研究用模型における、閉口時と開口時のレトロモラーパッドの形態の相違

られ、徐々に縦長の楕円形に変形する（図6）。確実な接触封鎖を得るためには、変形のない閉口時のレトロモラーパッド形態に、床の適合を図らなければならない。

3．レトロモラーパッド上での粘膜接触

レトロモラーパッド上では、頬粘膜と舌の側面が接触した状態にある（図8a）。これは有歯顎、無歯顎を問わず認められるもので、阿部二郎氏はこの接触をBTC（Buccal mucosa and Tongue side wall Contact）、その起始点をBTCポイントと名付けた。この接触は開口に伴い失われていくが、これを外側弁として利用できる場合、内外側封鎖が完成される。

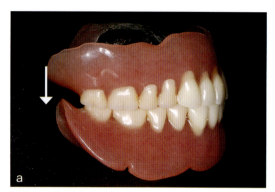 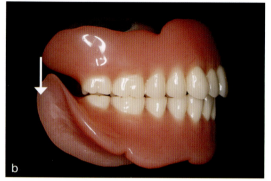

図❼　下顎義歯床後縁が、レトロモラーパッド後縁までを十分に被覆しているか否かは、側面観であきらかとなる。吸着の低い旧義歯（a）と吸着の向上を得た新製義歯（b）における下顎の床後縁設定位置の相違

レトロモラーパッド部の床縁形態の勘どころ

　レトロモラーパッド部の床縁形態を床外形線と床縁の厚みに分けて、封鎖の観点から考えていく。

1．レトロモラーパッド部の床外形線

　レトロモラーパッド部上の義歯床は、その狭い範囲から床の本体部分と辺縁部分の区別なく、そのすべてを床縁とみなせる。これを遠心、頬側、舌側に3区分して、それぞれを遠心床縁、頬側床縁、舌側床縁と称することとする。

1）遠心床縁設定位置

　義歯床でレトロモラーパッドをどの程度被覆すべきかについて、次の3つを考慮しなければならない。

①内側弁の機能を考えたとき、その被覆量が大きいほど接触封鎖も強くなる。

②外側弁の機能を考えたとき、BTCポイントは一般的にレトロモラーパッドの後方1/3の位置に形成されるため、床後縁は2/3被覆から後方に設定する必要がある。

③レトロモラーパッド被覆量が、義歯の維持に及ぼす影響を測定調査した研究[2, 3]の結果から、床後縁を最後方円蓋に設定した場合に比較して、レトロモラーパッド後縁では約98％、2/3被覆では約91％、中央では約78％、前縁では約22％に維持力が減少することが示されている。

　以上のことから、遠心床縁設定位置は、レトロモラーパッド2/3被覆から後方を基本とし、最後方円蓋まで延ばすことが最善といえる。翼突下顎ヒダにより連なる最後方円蓋と翼突上顎切痕は、ほぼ同一前頭面上にあるため、完成上下顎義歯の後縁の近遠心的位置はほぼ一致する（図7）。

　最後方円蓋を遠心床縁設定の理想位置として推奨する別の理由として、BTCによる外側弁を得なくても最後方円蓋に床縁を埋没させることで、内外側封鎖

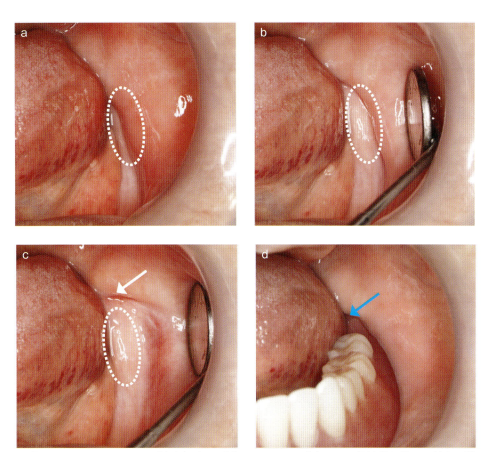

図❽　レトロモラーパッド（丸印）上に形成されたBTC（a）。その頬粘膜を徐々に外方に排除（b、c）すると、レトロモラーパッドの後方に円蓋の折り返しが確認できる（c：白矢印）。この中に床縁を入れることでBTCに頼らない外側弁が得られる。さらに、義歯床後縁上をBTCで被覆する（d：青矢印）ことで外側弁の補強となる

が成立できる症例の存在が挙げられる（図8）。これにBTCが加わることで外側弁の補強となる。

２）頬側床縁設定位置

　義歯床後縁部の床外形線設定は、「レトロモラーパッドを覆う」との表現で説明される。すなわち、レトロモラーパッド隆起の輪郭を床外形線設定位置の基準としているのであるが、この点を改めて考えてみたい。

　唇頬側部における辺縁封鎖のメカニズムは、床縁を粘膜の機能的折り返し部分に設定することで得られる。いわゆる内外側二重封鎖である。これはレトロモラーパッド部頬側床縁設定においても同様である。

　つまり、レトロモラーパッドの輪郭と頬粘膜の立ち上がりとの間に、距離が存在するか否かによって、頬側床縁設定位置は異なってくる。レトロモラーパッドの輪郭から距離を置かずに頬粘膜が機能的に立ち上がるようであれば、レトロモラーパッドの輪郭に沿った頬側床縁になるであろう（図9）。この両方が離れている場合は、基本に従って頬粘膜の立ち上がり位置を頬側床縁設定位置とすることで、より確実な辺縁封鎖が得られる（図10）。

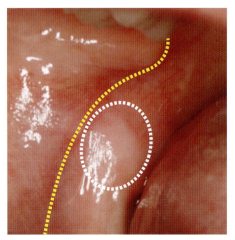 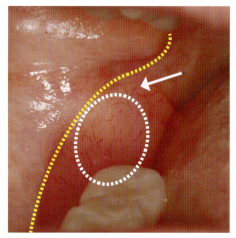

図❾ レトロモラーパッドの輪郭（丸印）頬側縁と頬粘膜の立ち上がり位置（黄曲線）が近接しているため、輪郭が床外形線となる。義歯床後縁（矢印）は、レトロモラーパッド後縁を十分に越えて設定されている

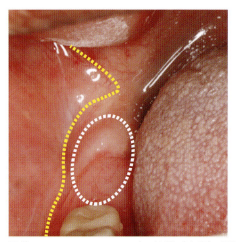 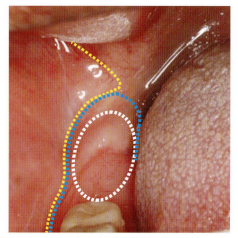

図❿ レトロモラーパッドの輪郭（丸印）頬側縁と頬粘膜の立ち上がり位置（黄曲線）に距離がある。義歯床後縁は、レトロモラーパッド中央に止まっている。床後縁は、近遠心的にも頬舌的にも被覆不十分である。理想的な床外形線を青曲線で示す

3）舌側床縁設定位置

　レトロモラーパッド部の舌側床縁は、遠心床縁が最後方円蓋からレトロモラーパッド後縁の間に設定された場合には、レトロモラーパッドの舌側輪郭を包み込むようにして、舌側のスジを考慮しながら前下方向に走行させる。その後は、後顎舌骨筋窩部に床縁を延ばすか否かによって、またその程度によって異なった設定となる（図11）。

2．レトロモラーパッド部の床縁の厚み

　そもそも、レトロモラーパッド部は、前述したように歯の喪失後も変化のない部位である。したがって、補うべき欠損スペースが存在しない部位である。

　また、限られた上下義歯後縁部に安全で有効なBTCを成立させるために、3mm以上の空間を設けることが推奨されている（図12）。同時に、舌側への不

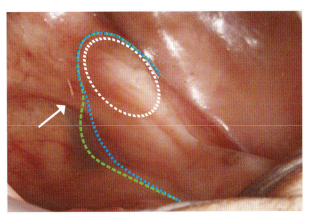

図⓫ レトロモラーパッド後縁の後方に遠心床縁を設定した場合、レトロモラーパッド輪郭舌側縁と並走しながら、舌側のスジ（矢印）を避けて、後顎舌骨筋窩部に入らずに前下方に走る床外形線（青曲線）と、後顎舌骨筋窩部に延長する床外形線（緑曲線）が考えられる

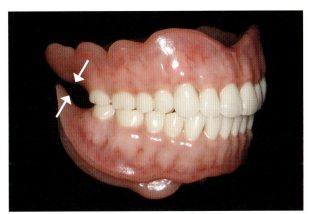

図⓬ 自然な BTC 成立には、上下義歯後縁部に3mm以上の空間が必要となる

用意な床の出っ張りは、舌の歯槽頂方向への寄り添いを阻害することが懸念される。

　これらのことから、レトロモラーパッド部の床（縁）の厚みは症例にかかわらず、強度的問題が生じない範囲で、常に薄さが求められる。

レトロモラーパッド部封鎖のための印象とその勘どころ

　封鎖のための臨床は、義歯製作段階のすべてが対象となる。そのなかでも基礎となるのが印象である。レトロモラーパッド部封鎖のための印象とその勘どころをまとめると、以下の3つとなる。

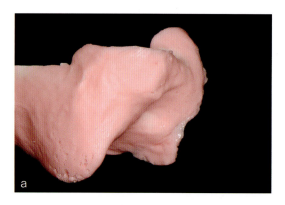

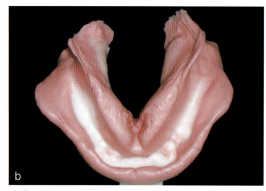
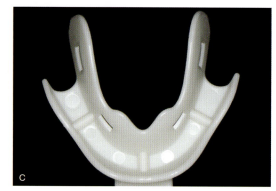

図⓭　枠なしトレー（Frame Cut Back Tray：FCBトレー）（c）による閉口無圧（微圧）概形印象。印象体後縁にレトロモラーパッドと上顎結節があたかも上下の義歯を咬み合わせたような関係を現していることが閉口印象を物語る（a）。また、顎堤中央部の非可動性の咀嚼粘膜が低流動性の白のアルジネートで、その周辺の可動性の保護粘膜が高流動性のピンクのアルジネートで、左右対称に現されていることが微圧・左右同圧印象を物語る（b）。

①レトロモラーパッドは、圧迫により容易に変形する。そのため、内側弁の確実な接触封鎖を得るには、細心の無圧印象（微圧印象、軟圧印象）の配慮が必要となる

②レトロモラーパッドは、開口に伴い変形していく。内側弁の確実な接触封鎖を得るためには、あるがままの形態の再現、すなわち閉口印象が必要となる。

③レトロモラーパッドの面積は狭い。有効な内側弁の接触封鎖を得るためには、より後方までの印象が必要となる。外側弁の形成をBTCに求めた場合には、レトロモラーパッド2/3被覆から後方の印象が必要となり、床縁を粘膜後方壁に埋没させることを狙った場合には、最後方円蓋を完全に取り込んだ範囲の印象が必要となる。

概形印象のコツ

概形印象の目的は、接着の獲得にある。前述したとおり、その基本は閉口状態で可動性粘膜を押さえつけない無圧印象にある[4]。

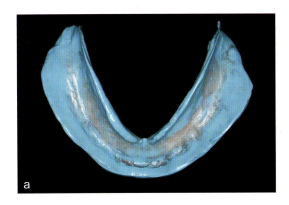
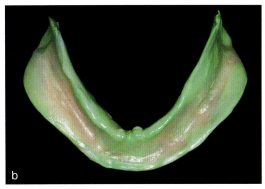
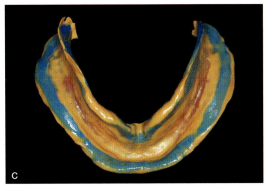

図⓮　シリコーン精密機能印象3態。a：単一。b：ティッシュコンディショナー併用。c：辺縁形成実施。いずれにおいても、アルジネート概形印象と同様に、咀嚼粘膜部の印象面が薄くなった左右対称的な特徴を有していることが大切。二重印象の場合には、レトロモラーパッドへの無圧印象の配慮から同部の1次印象面を、後縁を残してくり抜いておくのがコツである。後縁を残すのは、ポストダム効果を狙う意図によるものである

　また、概形印象における後方範囲は、レトロモラーパッドすべてが含まれていることは当然のこと、最後方円蓋を越えて上顎結節の一部を現わすところまで採得されていることが望ましい。その実際は、「混水比を1.2～1.5倍に増量した高流動性のアルジネートを、シリンジにより口腔内のすみずみまで一筆書きの要領で注入し、やや腰のある低流動性の色分けしたアルジネートを、トレーに過不足なく盛って閉口印象する」ことにある。

　得られた印象体（**図13**）のチェック項目は、次の3つである。

① トレーの露出がないこと。そして、非可動性の顎堤歯肉部にはベースとなる低流動性アルジネートが露出していてもかまわないが、レトロモラーパッドを含めてその周辺の可動性粘膜部は高流動性アルジネートで表されていなければならない。

　　→　**可動性粘膜を押さえつけていない証**

② その後方印象範囲はレトロモラーパッド部後方から折り返して、上顎結節に及んでいなければならない。

　　→　**確実な床後縁設定の実現**

③ 印象体の形態および"2色刷りの配色分布"が左右対称的に表れていなけれ

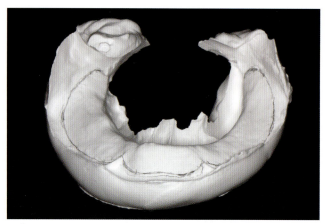

図⓯　上顎結節まで採得された概形印象から撤去した直後の研究用模型。印象範囲を最大限再現できるように石膏注入されていなければならない。また、予定する精密機能印象法に基づいて、術者自身が個人トレーの床外形線を記入しなければならない

ばならない。

→　印象操作の正確さの証

精密機能印象のコツ

　精密機能印象の目的は、接着の完成と辺縁封鎖の獲得である。症例に応じた適確な位置に床外形線を決定し、印象を仕上げる段階となる。ここでも閉口印象が求められるのは、言うまでもない。

　不十分な概形印象から製作された個人トレーを、口腔内で修正するのは決して容易ではない。適確な外形線を有する適合のよい個人トレーで行う精密機能印象は、効率的で正確な印象となる。ゆえに、レトロモラーパッドにおける精密機能印象のコツは、確実な概形印象採得にあるといっても過言ではないだろう。それに加え、咬合圧を利用するかぎり、バランスのとれた咬合環境下で印象することが、非常に重要となることも忘れてはならない（**図14**）。

　レトロモラーパッド部の床縁形態は、床外形線に他ならない。完成義歯床の適切な後縁設定は、遡れば適確な概形印象に始まる（**図15**）。妥協することを許容するわけではないが、ここにレトロモラーパッドからみた印象評価の勘どころを提示して稿を終えたい。

　筆者による121症例におけるレトロモラーパッドの測定調査の結果、その近遠心径はほぼ10～15mmの範囲にあることがわかった（**図16、表1**）。15mmのレトロモラーパッドの2/3被覆は前縁から10mmの位置となる。すなわち、レトロ

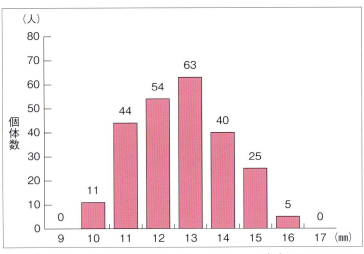

図⓰ 閉口概形印象より得た研究用模型121症例の左右242のレトロモラーパッド近遠心径測定結果

表❶ 閉口概形印象より得た研究用模型121症例に現れたレトロモラーパッド（RMP）の測定結果総覧。表では、RMPの近遠心径を縦径、頬舌径を横径と称する

	右RMP縦径	左RMP縦径	RMP縦径左右合同	RMP縦径左右差	右RMP横径	左RMP横径	RMP横径左右合同	RMP横径左右差
平均値（mm）	12.35	12.15	12.25	0.94	8.93	8.74	8.83	0.59
最小値（mm）	9.45	9.25	9.25	0.00	6.45	6.35	6.35	0.00
最大値（mm）	15.90	16.00	16.00	3.30	11.00	11.80	11.80	2.80

モラーパッド前縁から10mm後方の範囲まで印象が採れていれば、ほとんどすべての症例においてレトロモラーパッドの2/3～全部被覆を可能とすると判断して差し支えないであろう。

（市川正人）

【参考文献】
1）阿部二郎，小久保京子，佐藤幸司：4-STEPで完成 下顎吸着義歯とBPSパーフェクトマニュアル ―全無歯顎症例に対応―．クインテッセンス出版，東京，2011：52-78．
2）市川正人：義歯床・離脱牽引力測定実験から得られた下顎総義歯の床外形線設定位置に関する報告 第1報：義歯床によるレトロモラーパッド部被覆量の違いにおける維持力の検討．日本顎咬合学会誌 咬み合わせの科学，32(1・2)：57-64，2012．
3）市川正人：下顎総義歯の吸着を求めたレトロモラーパッド周囲の床縁設定．補綴臨床，45(5)：550-559，2012．
4）深水晧三，堤 崇詞：自然法則による総義歯の接着と吸着 ― 臨床の基本と治療用義歯の考え方．デンタルダイヤモンド，35(12)：23-51，2010．

2. 吸着下顎総義歯の床縁形態 ③染谷のスジと後顎舌骨筋窩

染谷のスジ

 染谷のスジとは？

　吸着下顎総義歯の成功は義歯床全周囲の辺縁封鎖にあり、どこか1ヵ所でも閉鎖が不十分であれば、吸着の獲得は困難になる。レトロモラーパッドの形態が明瞭で結合組織が多く、弾力性のある症例は義歯床辺縁を容易に封鎖でき、吸着も良好となる[1]。

　しかし、レトロモラーパッドの頬側に小帯状の粘膜の張りがある症例では、義歯床が浮き上がって辺縁封鎖が難しく、小帯を避けて床縁を調整しても吸着が得られず、難症例になることがある。このレトロモラーパッド基底部の頬側にある小帯状に発達した粘膜の張りを「染谷のスジ」という。

　染谷のスジは、染谷成一郎氏が、「第2大臼歯遠心の歯槽部には、歯槽粘膜より頬粘膜に向かって小さなスジ様の張りがある」と世界で初めて報告し[2]、その後、出現率や口腔機能運動とのかかわりについても詳しい報告がなされた[3]。しかし、補綴学、解剖学の学問的立場からは、スジの存在やその役割についての科学的な検証がなく、正式な歯科用語としては認められていない。そこで、独自に定義と分類を定め検証してみた。

　まず、下顎レトロモラーパッド基底部外縁から頬側に向かって走行する小帯状の粘膜の張りを「染谷のスジ」と定義する（**表1**）。有歯顎では、下顎第2大臼歯遠心部付近から第3大臼歯にかけて発現し、無歯顎ではレトロモラーパッド前縁付近から頬側にかけて発現する。また、目視で確認できるものと頬

表❶　染谷のスジの定義と分類

定義
下顎レトロモラーパッド基底部外縁から頬側に向かって走行する小帯状の粘膜の張り

分類	
・目視で確認できるもの	
・頬粘膜を頬側に伸展させて発現するもの	
有歯顎	下顎第2大臼歯遠心部付近から第3大臼歯にかけて発現
無歯顎	レトロモラーパッド前縁付近から頬側にかけて発現

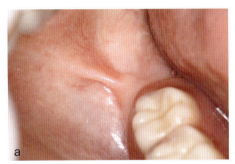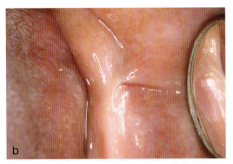

図❶　「染谷のスジ」。a：目視できる染谷のスジ。b：頬粘膜を伸展すると発現する染谷のスジ

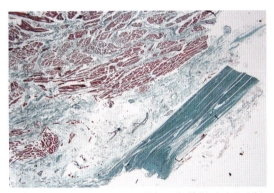

図❷　レトロモラーパッド深部の組織(清水良央氏〔東北大院歯〕のご厚意による)

粘膜を頬側に伸展させて発現するものがある（図1）。

　染谷は、無歯顎患者56名（男性24名・女性32名）を対象に調査を行い、目視で確認できるスジが11%、頬粘膜を伸展すると発現するスジが27%で確認でき、また有歯顎患者98名（男性42名・女性56名）では、目視で確認できるスジが12%、頬粘膜を伸展すると発現するスジが21%で確認できたと報告している[3]。

　そこで、当院でも2015年3〜6月に来院した成人患者771名を対象に調査を行った。結果は、目視で確認できるスジが9%、頬粘膜を伸展すると発現するスジが18%で確認され、染谷の報告とほぼ同様の結果が得られた。すなわち、

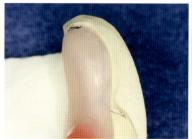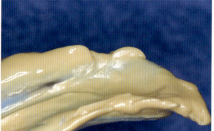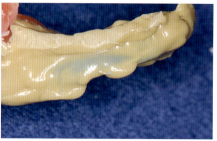

a：スジを避けずにレトロモラーパッド部基礎床辺縁を製作。精密印象時、患者主導型閉口機能印象を行った

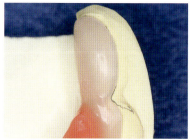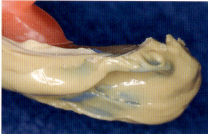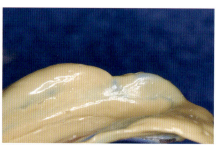

b：スジを避けてレトロモラーパッド部基礎床辺縁を製作。精密印象時、患者主導型閉口機能印象を行った

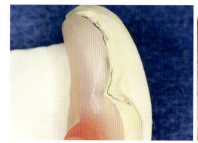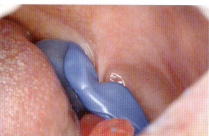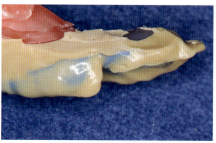

c：スジを避けてレトロモラーパッド部基礎床辺縁を製作。精密印象時、患者主導型閉口機能印象を行い、レトロモラーパッド部のみ術者誘導型開口機能印象を行った

図❸　フレームカットバックトレーによる概形印象後の基礎床縁形態と精密印象

　染谷のスジの発現率は、目視で確認できるスジが約10％、頬粘膜を伸展すると発現するスジが約20％といえる。

　レトロモラーパッド外側の解剖を行い、組織標本にて観察したところ、レトロモラーパッド頬側基底部の深部にコラーゲン線維が収束し、走向していることが確認された。これは、蝶形下顎筋の起始部が下顎骨骨面に強固に付着している組織像と思われ、付着位置によって口腔内でスジとして発現する可能性が示唆された（図2）。

　また、解剖学的には、スジが発現する深部に翼突下顎縫線が存在する。津守らの報告[4]によると、上咽頭収縮筋の頬咽頭部・起始形態が上部から下部まで膜状のもの（A型）が13.0％、上部だけが膜状のもの（B型）が18.5％、膜が欠如していたもの（C型）が68.5％とあり、A、B型の発現率が前述した染谷のスジの発現率とほぼ一致していた。

　以上のことから、咀嚼や嚥下時の機能運動によって不随意に緊張し、下顎総

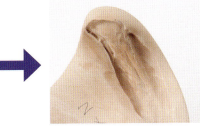 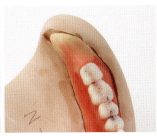 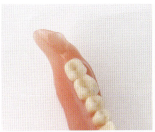 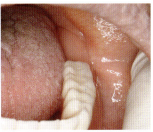

a：図3aの方法では、スジの上に義歯床辺縁が乗ってしまい全周囲の辺縁封鎖が破綻して吸着しなかった

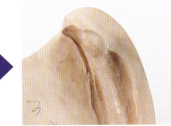 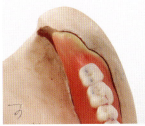 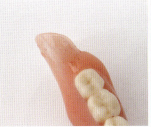 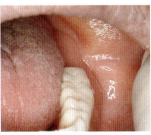

b：図3bの方法では吸着はするが、開閉口・嚥下運動をするとスジの動きで吸着が破綻してしまう

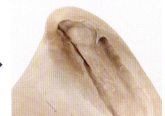 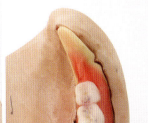 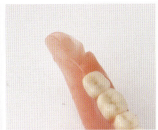 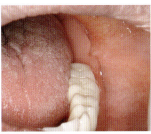

c：図3cの方法では、全周囲封鎖が破綻することなく吸着を維持した
図❹　図3の条件で精密印象を行い、同一患者の義歯を3つ製作した

義歯の辺縁封鎖を破綻させる可能性が考えられる。

吸着下顎総義歯のための染谷のスジ部印象法

　それでは、染谷のスジがある無歯顎患者は、どのように印象すればよいのであろうか？

　フレームカットバックトレーによる概形印象後の基礎床縁形態と精密印象を、3つの方法で検証した（図3）。

　また、同一患者で前述の条件で精密印象を行い、3つの義歯を製作した（図4）。

　その結果、精密印象時（患者主導型閉口機能印象）に、日常の口腔機能運動の代わりになる5動作に加え、術者によるスジ部の伸展動作を行うことで、封鎖が破綻しにくい形態を採得できた。

後顎舌骨筋窩

筋形成と後顎舌骨筋窩部の床縁形態

　モデリングコンパウンドなどによる術者主導型開口印象方法においては、義歯安定のために後顎舌骨筋窩に長く深く床縁を設定することがよいとされている。Boucherの著書[5]には「顎舌骨筋線を越えて舌側フレンジを広げることは、多くの利点がある。舌側フレンジが正しい形態で辺縁形成されていないかぎり後顎舌骨筋窩の辺縁封鎖は不完全になる」とあり、上條の著書[6]では、「印象の際、後顎舌骨筋部の顎下部中に印象材が入るようにすべきである。顎下部は義歯床の良好な設定部位となる。骨や筋がないので床縁を厚く後方にのばせる」とある。これらの記載は、一見、個人トレーを用いたコンパウンドによる筋形成の際、後顎舌骨筋窩部に床縁をできるだけ延長して義歯の維持安定を図ることが推奨されているように捉えられる。しかし、「後顎舌骨筋窩に床縁を深く長く設定することが、義歯の安定に繋がる」とは記されていないため、患者ごとに適切に延長することが重要だと考えられる。

　実際の臨床においても、この部分を延長しすぎると「唾を飲むときに、入れ歯が喉に刺さってくる」と訴える患者もおり、現代の難症例化が進んだ無歯顎者においては、延長できない場合も多く存在していると思われる。

　従来型のコンパウンドによる筋形成で床縁を設定する印象法や、治療用義歯、複製義歯にティッシュコンディショニングを行う口腔機能印象法で、義歯床縁をできるだけ延長して床縁を決定する義歯製作方法では、「**筋の付着部位まで義歯床を伸ばし、それによって十分な耐圧面積を確保することで、咀嚼能率の向上を達成する**」ことを目的としている。

　しかし、阿部[7]による吸着下顎総義歯は、フレームカットバックトレーと混水比が高く軟らかいアルギン酸印象材で安静時口腔内の空間を印象し、ロウ堤付き個人トレーを用いて患者主導の閉口機能印象で床縁を設定する義歯製作方法である。吸着下顎総義歯では「**口腔粘膜組織によって義歯床の全周封鎖を達成し、義歯の動きの減少により機能の向上を達成する**」ことを目的としているため、筋の動きの邪魔にならないところまで床縁を深く長く設定する必要はないのである。

吸着下顎総義歯における後顎舌骨筋窩部の代償性封鎖のメカニズム

　吸着下顎総義歯における顎舌骨筋窩部の床縁は、義歯安定のための把持効果を確保しながら、十分な辺縁封鎖を得ることを目的としている。吸着義歯の床

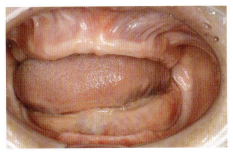

図❺ 高度の顎堤吸収によって口腔底が顎堤より上にある

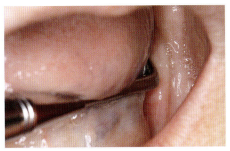 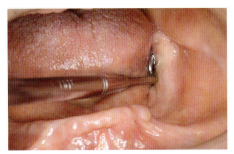

図❻ 挿入したときのミラーへの抵抗、嚥下時の反発を診査する

　縁設定の基本は、顎舌骨筋線をわずかに越えて個人トレーを製作し、患者主導型の印象によって延長量を決定する。従来のコンパウンド印象でみられたような、後顎舌骨筋窩部のアンダーカットへの深く長い延長を行うことはありえない。

　後顎舌骨筋窩部の辺縁封鎖は、顎堤粘膜と舌の脇腹における内外側封鎖である。しかし、義歯床縁下部には空間が存在する。この部分の辺縁封鎖は、義歯床舌側研磨面と舌の脇腹による不完全な封鎖となり、義歯床縁が口腔底粘膜と密着していないために代償性封鎖と呼ばれている[5]。この後顎舌骨筋窩部は、歯が失われる前から存在する空間で、生理的に必要な空間であることから機能運動の邪魔にならず、全周囲封鎖が達成して下顎総義歯が吸着する床縁の長さがあればよい。

　近年、総義歯患者の高齢化に伴い、顎堤の高度吸収や舌の著しい後退により、舌下ヒダ部とともに後顎舌骨筋窩部の辺縁封鎖が困難になるケースに遭遇する機会も多くなった（図5）。吸着下顎総義歯における後顎舌骨筋窩部の床縁設定は、このような難症例においても無理なく印象採得できる。

後顎舌骨筋窩部の診査と印象採得

　印象前の診査として、口腔底の舌下ヒダの量、顎堤の吸収状態、後顎舌骨筋

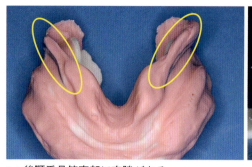
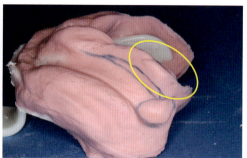

a：後顎舌骨筋窩部に空隙がある

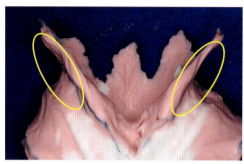
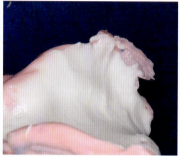
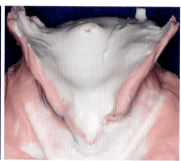

b：後顎舌骨筋窩部に空隙がない

図❼　bのように後顎舌骨筋窩部に空隙がなく、舌が後方に引いている症例では印象材が薄くなるので、舌側をアルギン酸印象材で補強してから石膏を注入する

窩の空間の有無、安静時の舌の位置を診査する。デンタルミラーが後顎舌骨筋窩に抵抗なく入るかどうか、また、ミラーを後顎舌骨筋窩に入れたまま嚥下してもらい、ミラーが持ち上がるか、どの程度持ち上がるか、その反発の程度をチェックする（図6）。ミラーの持ち上がりが強い場合は床縁延長が難しく、辺縁封鎖が不利になると判断する。

　フレームカットバックトレーを用いたスナップ印象においては、混水比の高いアルジネート印象材を使用するため、後顎舌骨筋窩部に空隙がなく、口腔底の反発が強く、舌が後退している場合には印象の辺縁が薄くなり、印象体は変形しやすくなる。その際は舌側に印象材を盛り足し、補強してから石膏を流し、変形を少なくする（図7）。しかし、個人トレーは少なからず変形が反映されるため、精密印象の際には適合状態を確認する必要がある。

　代償性封鎖は、舌根部で舌側研磨面を押さえようとする際、その力に対応する拮抗壁がなければ成立しない。そのため、個人トレーの設定は、顎舌骨筋線より2〜3mm延長したところに設定する（図8、9）。もしトレーの試適時に反発が強く感じられる場合には、短く削合して浮き上がらないように調整する。シリコーン印象材による精密印象において、トレーの辺縁形態は患者による機能運動をシリコーンのチキソトロピーによって採得する。

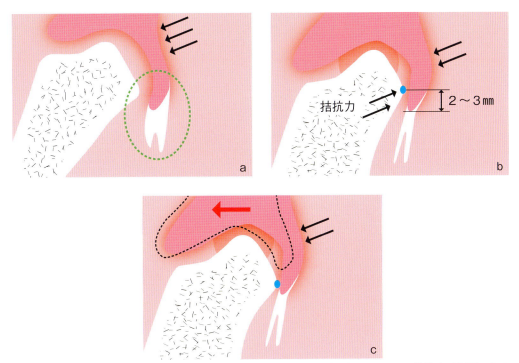

図❽　a：舌側義歯床縁下部には隙間が存在する。b：代償性封鎖を得るためには拮抗壁が必要である。
c：拮抗壁がないと不完全な封鎖となり、義歯は吸着しない

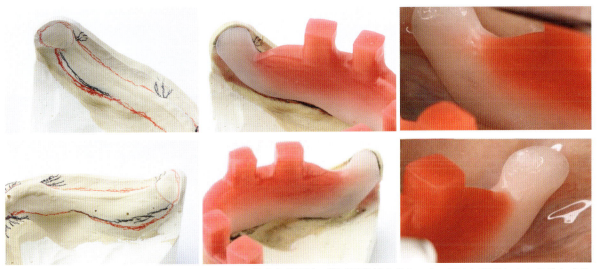

図❾　舌圧による義歯の横ズレを防止するため、基礎床外形線は顎舌骨筋線より2〜3mm下方に延長したところとする

― 補正なし ―

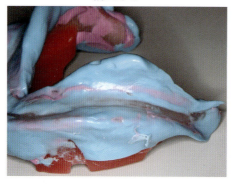

― 補正あり ―

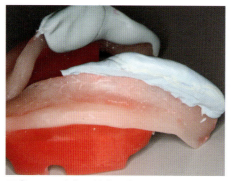 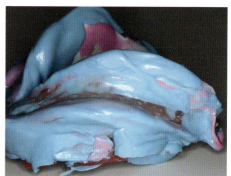

図❿　同一患者の精密印象

高度顎堤吸収症例の後顎舌骨筋窩の精密印象

　後顎舌骨筋窩部に余裕がなく、舌の後退が著しい場合、スナップ印象では十分に印象採得ができず、個人トレーの辺縁設定が十分に行えない場合がある。トレーが必要十分な長さを得られない場合には、シリコーン印象材のパテを用いてトレーの延長補正を行う（**図10**）。

　個人トレーの舌側でパサモンティーの切痕（S字状変曲点）よりも後方部に接着材を塗布し、パテをユーティリティワックス2本分程度のひも状にして盛

り付ける。口腔内に設置した後、最大開口と嚥下運動のみを行ってもらい、口腔底が最も持ち上がる状態と咽頭部の前上方への持ち上がりを再現する。これにより、患者固有の長すぎない辺縁形態へのトレーの延長を図る。高度顎堤吸収症例においては拮抗壁がなく、舌の動きにより義歯の横ズレが起きやすいため、基礎床が浮き上がらないように注意する。内面にはみ出したパテは、ナイフで切り取る[8]。

精密印象では、パテにより補正されたトレーを用いて、いわゆる吸着のための5動作により患者主導型閉口機能印象法を行い、印象採得を完了する（図10）。

◉

下顎総義歯の吸着は、全周封鎖によって達成される。本項で解説した染谷のスジと後顎舌骨筋窩部は、その発現頻度から全症例において対応する必要はない。しかし、対応が必要なケースにもかかわらず適切な診査・診断がされない場合は、十分な吸着が達成されない。また、難症例になればなるほど、全周辺縁封鎖のための各部の確認が必要不可欠になる。

吸着をより高い確率で達成するためには、十分な診査を行ったうえで対応していただきたいと考えている。

（三宅宏之）

【参考文献】

1）市川正人：吸着下顎総義歯の床縁形態――②レトロモラーパッド．デンタルダイヤモンド，47（7）：86-93，2016．
2）染谷成一郎：快適な辺縁封鎖のために口腔の形と床縁の形を視る．補綴臨床別冊，30（1）：31-36，1997．
3）染谷成一郎：下顎第二大臼歯遠心部およびレトロモラーパット前縁部付近に見られるスジの報告．日本学咬合学会誌，28（1.2）：14-19，2008．
4）津守伸明，他：嚥下機能に関連する上咽頭収縮筋の形態学的特徴．Dysphagia, 22：122-129, 2007.
5）Carl O Boucher（原著），C Hickey，他（著），田中久敏，他（監訳）：無歯顎患者の補綴治療．医歯薬出版，東京，1988．
6）上條雅彦：口腔解剖学5 内臓学．アナトーム出版，東京，1965．
7）阿部二郎，他：4-STEPで完成 下顎吸着義歯とBPSパーフェクトマニュアル ―全無歯顎症例に対応―．クインテッセンス出版，東京，2011：52-78．
8）齋藤善広：吸着して機能的な総義歯 3つのエッセンス1―各論編 義歯の性能を決める印象採得―．歯界展望．124（1）：21-36，2014．

2. 吸着下顎総義歯の床縁形態
④舌下ヒダ部の封鎖

■ 吸着下顎総義歯のポイントのひとつ、舌下ヒダ

　頬側床縁、レトロモラーパッド、染谷のスジと後顎舌骨筋窩に引き続き、吸着下顎総義歯の床縁形態のポイントのひとつである舌下ヒダ部の封鎖について述べていきたい。

　吸着下顎総義歯において、その吸着を得るために最も重要なことは、義歯床全周囲を封鎖すること[1]であるが、舌下ヒダ部は下顎義歯の吸着を得るためにたいへん重要な部位の1つであり、診査項目の1つにもなっている。舌下ヒダとは、下顎顎堤の後方部にみられるスポンジ状組織のことで、この組織が豊富な場合、強い吸着が期待できる（図1）。また、この舌下ヒダによる封鎖は、内外側二重封鎖のメカニズムにより成り立っている（図2）[1]。

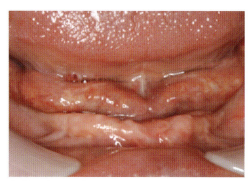
図❶　舌下ヒダ

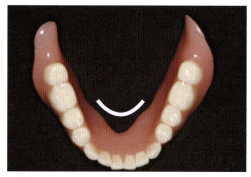
図❷　内外側二重封鎖

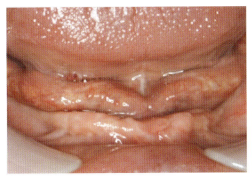
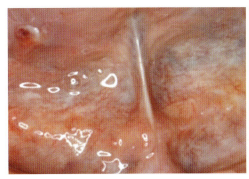

図❸　同一患者で舌下ヒダが豊富な状態（左）と乏しい状態（右）

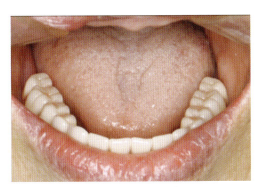

図❹　良好なポジションにある舌

舌のポジションと舌下ヒダ

1．舌のポジションによる舌下ヒダの変化

　舌下ヒダは軟組織である。そのため、隣接する周囲の組織の位置や形態の変化によって、大きな影響を受ける。一例を挙げると、同一患者の口腔内であっても、舌のポジションによって舌下ヒダ部のスポンジ状組織が豊富な状態から乏しい状態に変化してしまうケースがみられる（図3）。

　ゆえに舌下ヒダ部のスポンジ状組織を診査する場合、患者にはそっと口を開けていただき、術者もそっと覗き込むように観察・診査する必要がある。この際、患者に「舌を引かないで、そのままにしておいてください」などと指示してしまうと、患者は舌のポジションを意識して、どの位置に舌を留めればよいかわからなくなってしまうので注意が必要である。

　この際に理想的な舌のポジションは、
①開口時にほぼ人工歯しか見えない。
②口腔粘膜で義歯床研磨面が被われている。
③舌と頬粘膜によるBTCポイントの形成。

　以上の3項目がポイントになる。そして、舌房を確保することで舌を正しいポジションに導くことができる（図4）[3]。

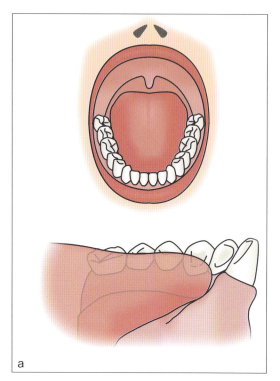
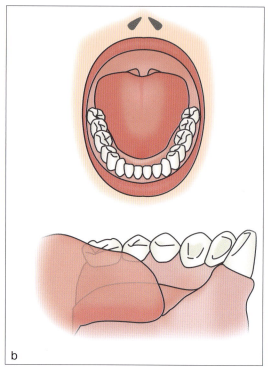
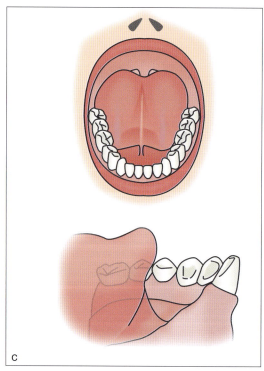

図❺ Wrightらによる分類。a：正常、b：1型、c：2型（参考文献6）より引用）

2．舌後退位の分類と舌下ヒダ

　それでは、舌下ヒダと非常に密接な関係にある舌のポジションは、普段はどのようなポジションをとっているのだろうか。Wrightらは、図5のように分類している[4]。開口すると、舌を正常位にとるものが75%、舌を後退位にとる

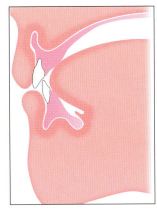
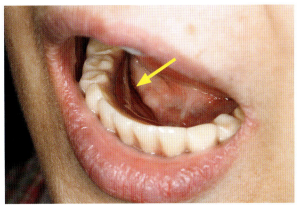
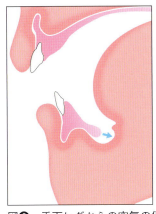
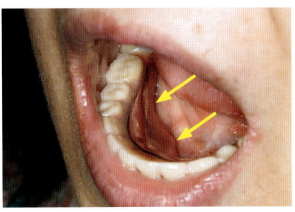

図❻　舌下ヒダからの空気の侵入による吸着の破壊（参考文献[6]より引用改変）

ものが25%であったという。また、舌を後退位にとるタイプは、舌の先を下方に向ける1型と、舌の先を上方に向ける2型に分類される。

　舌が後退位をとってしまう原因として、天然歯列ではV字歯列弓などの狭窄歯列弓や下顎骨隆起が考えられ、総義歯においては舌側に偏位した人工歯配列などによる舌房の狭窄が原因と考えられる。このような場合には、旧義歯の舌房を確保しなければならず、修理・調整する必要がある。舌が後退位をとることによって、舌下ヒダ部から空気が入り、同部位の封鎖が破壊されるためである（図6）。

舌下ヒダ部の封鎖の破壊を防ぐ

1．2つの基本動作

　前述したとおり、舌が後退位をとってしまう患者においては、舌下ヒダ部からの空気の侵入が起こり、容易に吸着が破壊されてしまうケースがある。このような症例においては、図7のような2つの基本動作を2回ずつ行い、あらかじめ舌下ヒダ部の印象のみを採得し、そのうえで通法どおりの吸着精密印象を

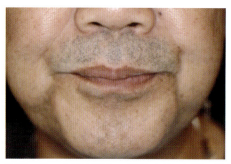 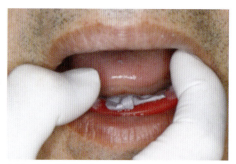

図❼ 2つの基本動作。嚥下（左）と開口保持（右）を2回ずつ行う

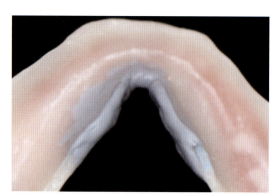

図❽ 嚥下開口保持後の舌下ヒダ部の印象

行うことで、良好な吸着が得られることが多くなる。この2つの基本動作は、元々は吸着下顎総義歯の難症例における印象方法である[5]。

2．2つの基本動作の流れ

①舌の後退位を確認する。

②ロウ堤付個人トレーの舌下ヒダ部位に、シリコーン印象材のボーダータイプを置く（エグザデンチャーボーダータイプ〔ジーシー〕を使用、硬さと流れがちょうどよい）。

③口腔内にトレーを挿入し、患者に嚥下、開口保持の2つの基本動作を2回繰り返してもらう。そのまま硬化するまで開口保持。舌は後退位をとっている状態を維持する。

④印象材が硬化したらトレーを撤去。内面に流れた印象材をナイフで除去しておく（図8）。

⑤通法に従い、ソフトライナー（ジーシー）で1次精密印象、エグザデンチャー（ジーシー）で2次精密印象を行う。

一方で、舌が後退位をとっているかどうかの診査・確認が困難なケースの場合には、まずソフトライナーで1次精密印象を行い、この時点でロウ堤付個人トレーの前歯部を押して、引いてみる。引いて吸着が弱いようであれば、レト

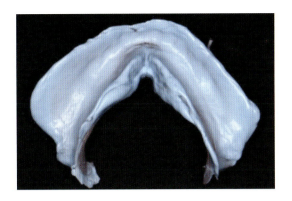

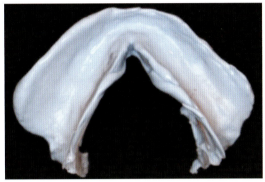

図❾ 2つの基本動作後の吸着精密印象（上）と通法の吸着精密印象（下）

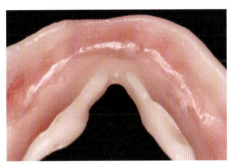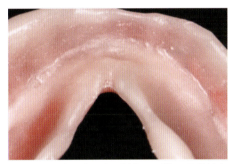

図❿ 試適時、舌下ヒダ部の拡大。2つの基本動作後の吸着精密印象（左）、通法の吸着精密印象（右）

ロモラーパッド部の封鎖および顎堤の吸収度に問題があり、押して吸着が弱いようであれば、舌下ヒダ部に問題があると考えられる[6]。このような場合、

①ソフトライナーで1次精密印象。
②押して、引いてみて吸着確認。
③エグザデンチャーボーダータイプを用いて、嚥下と開口保持の2つの基本動作を2回ずつ行う。
④エグザデンチャーで2次精密印象。
　以上の流れで吸着下顎総義歯精密印象を行う。

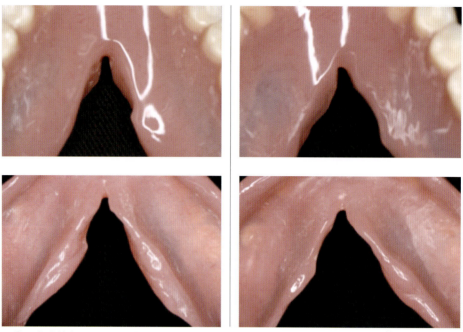

図⓫　完成義歯の舌下ヒダ部。2つの基本動作後の吸着精密印象（左）、通法の吸着精密印象（右）

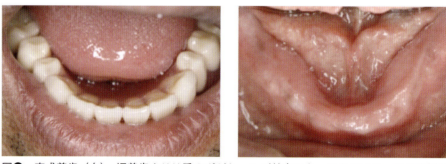

図⓬　完成義歯（左）。旧義歯よりは舌のポジションが前方になってきている。この症例は元来下顎骨隆起が顕著に発達していた（右）

3．通法の吸着精密印象と2つの基本動作後の吸着精密印象の比較

　同一患者で、通法の吸着下顎総義歯精密印象を行って義歯を製作したケースと、先述した2つの基本動作後に吸着精密印象を行って義歯を製作したケースを比較・検討した。

1）2次精密印象後の印象面の比較

　舌下ヒダ部の印象に違いがみられた（**図9**）。また、試適時に拡大してみると、2つの基本動作後の吸着精密印象のほうが、舌下ヒダ部の床辺縁に厚みがあるなど、床縁の形態にも違いがみられた（**図10**）。

2）完成義歯の舌下ヒダ部の拡大（**図11**）

　舌下ヒダ部の床辺縁の厚み、および舌下ヒダ部の形態に違いがみられる。また、新義歯になったことで舌のポジションにも変化がみられた（**図12**）。

―― 2つの基本動作後の吸着精密印象 ――

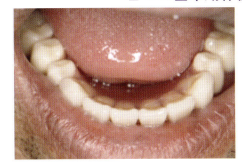
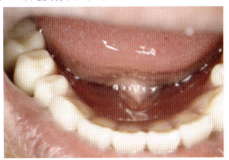
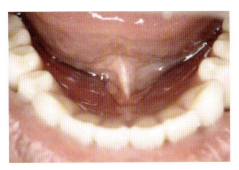

―― 通法の吸着印象 ――

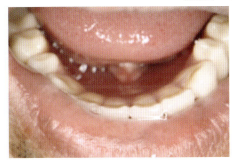
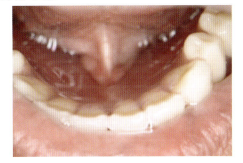
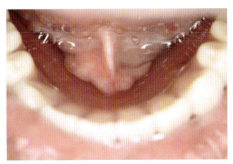

図⓭　完成義歯装着後の舌下ヒダ部の比較

2．吸着下顎総義歯の床縁形態　④舌下ヒダ部の封鎖

```
OHIP（The Oral Health Impact Profile）

過去1年間に、歯や口または義歯の不調のために、以下のことを経験しましたか？

1．歯や口または義歯の不調のために、会話をする（発音する）のに困ったことがありますか？
2．味覚が低下したと感じたことがありますか？
3．口の中に痛みを感じたことがありますか？
4．歯や口または義歯の不調のために、食べることに不自由を感じたことがありますか？
5．歯や口または義歯の不調のために、他人の目を気にしたことがありますか？
6．歯や口または義歯の不調のために、ストレスを感じたことがありますか？
7．歯や口または義歯の不調のために、食事が満足にできなかったことがありますか？
8．歯や口または義歯の不調のために、食事を中断しなければならなかったことがありますか？
9．歯や口または義歯の不調のために、リラックスしにくかったことがありますか？
10．歯や口または義歯の不調のために、恥ずかしい思いをしたことがありますか？
11．歯や口または義歯の不調のために、他人に対して短気になったことがありますか？
12．歯や口または義歯の不調のために、いつもこなしている仕事に支障をきたしたことがありますか？
13．歯や口または義歯の不調のために、日常生活が思うようにいかないと感じたことがありますか？
14．歯や口または義歯の不調のために、何もかも手につかなかったことがありますか？

①全くない　②ほとんどない　③ときどきある　④よくある　⑤非常によくある
```

図⓮　術前のOHIP-14

3）完成義歯装着後の舌下ヒダ部の比較（図13）

　このような症例では、義歯装着後しばらくすると舌が後退してくる。その経時的変化をそれぞれ比較した。時間が経過し、舌が後退位をとった場合でも、2つの基本動作後の吸着精密印象で製作した義歯は、舌下ヒダ部がスポンジ状組織でしっかりとシールされている。一方で、通法の吸着精密印象で製作した義歯は、舌下ヒダのスポンジ状組織が義歯床縁からはみ出してきているのがわかる。同部位から空気が侵入し、封鎖が完全ではないことがうかがえる。吸着

にも差異がみられた。

4．完成義歯装着後の経過

術前のOHIP-14（図14）では、この患者の職業が調理師であったため、"味覚が低下したと感じたことがありますか？"の質問に対し「よくある」、"歯や口または義歯の不調のために、いつもこなしている仕事に支障をきたしたことがありますか？"の質問に対し「非常によくある」と回答していたが、新義歯装着後は、それぞれ「ほとんどない」に改善された。詳しく話を聞いてみると、「以前の入れ歯では、味見をした際に顎（顎堤粘膜）と入れ歯（義歯床内面）の間に食べ物が流れてしまい味がよくわからなかったが、新しい入れ歯ではそういうことがなくなり、味がよくわかるようになった。入れ歯と顎（顎堤粘膜）がピシッとしていて、何かが入り込む隙間がなくなった」と話していた。

①舌下ヒダが豊富な場合は、同部位に非常に強い効果的な吸着が期待できる。

②舌下ヒダ部の封鎖は、舌下ヒダが豊富か乏しいかのほかに、舌のポジションの影響を受けやすい。

③舌が後退位をとってしまう症例においては、下顎吸着精密印象を行う前に患者に2つの基本動作を行ってもらうことで、下顎吸着義歯の吸着力は増す。

以上、吸着下顎総義歯の製作において、舌下ヒダ部の封鎖は非常に重要なのである*!!*

（本多孝史）

【参考文献】

1）阿部二郎，小久保京子，佐藤幸司：4-STEPで完成 下顎吸着義歯とBPSパーフェクトマニュアル ―全無歯顎症例に対応―．クインテッセンス出版，東京，2014.
2）阿部二郎：誰にでもできる下顎総義歯の吸着．ヒョーロン，東京，2004.
4）Wright CR, Swartz WH, and Godwin WC：Mandibular denture stability. The Overbech Co, 1961.
5）阿部二郎：阿部二郎の総義歯難症例 誰もが知りたい臨床の真実．医歯薬出版，東京，2013.
6）佐藤勝史：What is Suction Denture?．デンタルダイヤモンド社，東京，2014.

2. 吸着下顎総義歯の床縁形態
⑤唇側粘膜研磨面形態

 吸着下顎総義歯が浮き上がる？

　上顎総義歯がそうであるように、下顎総義歯は常時顎堤に密着および吸着しているわけではない。常時、顎堤に密着および吸着している場合、患者は苦しくなり外すことを希望する。

　通常、下顎総義歯は顎堤の上に唾液を一層介在して"ふわっ"と乗っている。そして、咀嚼時および会話時などに、咬合または嚥下をして義歯を顎堤に押し付けることによって、義歯と顎堤の間に介在する空気や唾液等を排出させ、「密着・接着」を起こして安定を求める。もし、その状態で義歯床全周を口腔粘膜で辺縁封鎖できていれば、舌圧や食塊の動きによって義歯を動かそうという力が働いた際、義歯床内面を陰圧にすることによって起こる「吸着」が働き、それに抵抗することができる。

　しかし、この義歯床全周を口腔粘膜で辺縁封鎖することを目的とした吸着印象法により製作されたにもかかわらず、下顎総義歯の「密着・接着」、「吸着」が起こっていない通常時、もしくは「密着・接着」、「吸着」させていてもそれらが弱い症例で患者が開口すると、吸着下顎総義歯が浮き上がってくることがある。

表❶ 加圧側因子と受圧側因子

加圧側の因子	口輪筋の力の程度 下口唇の位置移動
受圧側の因子	下顎前歯部顎堤の形態 レトロモラーパッドの形態

開口時の吸着下顎総義歯の浮き上がりの原因

開口時の吸着下顎総義歯の浮き上がりの原因として2つ考えられる。

①**義歯床唇側粘膜研磨面が下口唇により後方に押される**

開口すると、下口唇が後方に引かれることによって義歯床唇側粘膜研磨面が押され、義歯が後方に移動し、結果的に吸着下顎総義歯が浮き上がることがある。大多数はこの要素に起因する。

②**口腔底後方部の粘膜に押される（顎舌骨筋線部に隣接した口腔底部の粘膜）**

顎堤が顕著に吸収し、口腔底後方部の粘膜が顎堤より高く位置する症例に起こることがある。口腔底粘膜が異常に増殖しているのが特徴である。頻度としては稀である。

本項では、①に関して臨床例を交えて詳細に解説し、対処法にも言及したい。

義歯床唇側粘膜研磨面が下口唇により後方に押される

義歯床唇側粘膜研磨面が下口唇により後方に押されて吸着下顎総義歯が浮き上がる現象においては、加圧側の因子と受圧側の因子とに分けて捉える必要がある（**表1**）。

加圧側の因子には、開口時に下口唇を後方に引く「口輪筋の力の程度」と、下顎前歯部顎堤吸収に伴う「下口唇の位置移動」がある。

また、受圧側の因子には、義歯の後方水平移動に抵抗する「下顎前歯部顎堤の形態」と義歯の後方水平移動に抵抗する「レトロモラーパッドの形態」がある。

1．加圧側の因子

1）口輪筋の力の程度

総義歯に関する教科書や書籍などには、「$\overline{2\sim2}$または$\overline{3\sim3}$の義歯床唇側粘膜研磨面の人工歯歯頸部付近にやや凹形態を付与する」と記載しているものが多い（**図1**）。開口時や口角牽引時、つまり「アー」や「イー」の口をした際に下口唇が後方に移動する（**図2**）。これが、義歯を後方に押しやる力となって脱離に繋がる。この力を逃すための遊びとして、凹形態をあらかじめ付与しているのである。

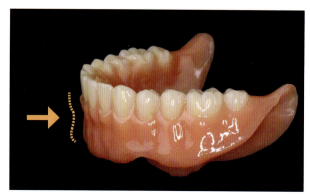

図❶ 2̅+̅2̅の歯頸部に凹形態を与える

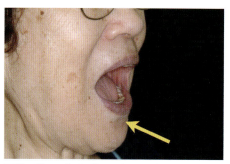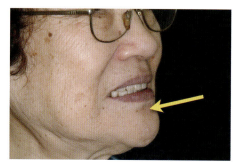

図❷ 「アー」や「イー」の口をしたときに、下口唇が後方に移動する

　しかし、口輪筋の力が強い症例では下口唇が強く後方に移動するため、力のかかっている箇所をピンポイントで探索し、力が抜けるようにそこを薄く削合しなければならない。一般的に、このような症例では、下口唇を指で手前に引っ張ると抵抗感があり、口唇自体が硬く、厚みを感じる。

◉ 症例1（図3～5）

　「開口すると下顎総義歯が浮き上がる」という主訴で来院した患者である（図3）。下口唇を指で手前に引っ張ると抵抗感があり、硬く厚みが感じられた。したがって、下口唇が義歯を後方に押しやる力が強く、下顎総義歯が浮き上がってくると診断した。

　そこで、直線的な形態だった義歯床唇側粘膜研磨面に凹形態を付与した（図4）。すると、開口しても義歯は浮き上がらなくなった（図5）。

◉ 症例2（図6～9）

　日常生活において、常に口角を引いて「イー」の口をしている患者である（図6）。ときどき、このような癖をもつ患者をみかける。新製した上下顎総義歯を装着したが、開口すると下顎総義歯が浮き上がってくる。口角を引いた「イー」の口をしてしまうため、下口唇が後方に強く移動し、下顎総義歯が浮き上がってきたと診断した。

　まず、義歯床唇側粘膜研磨面にフィットチェッカーを置いて、術者が義歯の動きを抑制するために、指で義歯を下顎顎堤に押さえつけながら患者に開口し

症例1

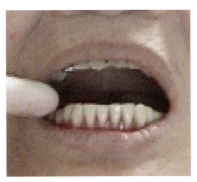
図❸　開口すると下顎総義歯が浮いてくる

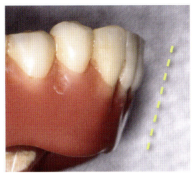
図❹　$\overline{2|2}$の歯頸部に凹形態を与えて、口輪筋の力を逃した

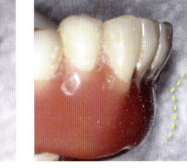

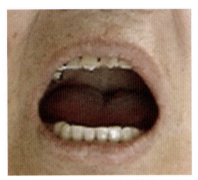
図❺　開口しても下顎総義歯は浮かなくなった

てもらい、その状態のままフィットチェッカーの硬化を待った。義歯床唇側粘膜研磨面に開口時の下口唇が強く当たっている箇所が、フィットチェッカーの硬化像の"抜け"として観察できるので削合した（図7、8）。これを下顎総義歯が浮かなくなるまで繰り返した。

結果、「イー」の口をしている下口唇と調和した義歯床唇側粘膜研磨面となり、浮き上がりは治まった（図9）。

● 症例3（図10、11）

上下顎とも良好な顎堤形態をもつ患者である。開口すると上下口唇が顎堤に押し付けられることによって引き伸ばされ、薄くなり、同部がテカテカに光ってさえ見える。口輪筋が顕著に強い症例である（図10）。

症例2と同様に、フィットチェッカーを用いて、下口唇の強く当たっている箇所を下顎総義歯が浮き上がらなくなるまで薄く調整した（図11）。

● 症例4（図12〜14）

開口すると上顎総義歯が脱離し、下顎総義歯が浮き上がる症例。上下口唇を指で手前に引っ張ると抵抗感があって硬く、厚みが感じられた。フィットチェッカーで上口唇および下口唇の当たりを確認すると、義歯床唇側粘膜研磨面ではなく、それぞれ上下顎前歯人工歯部分に"抜け"として現れた（図12）。

症例2

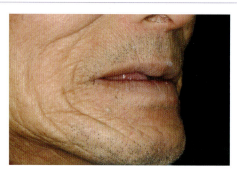

図❻　常に口角を引いて「イー」の口をしている

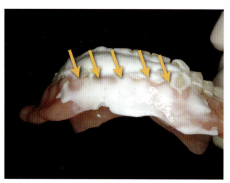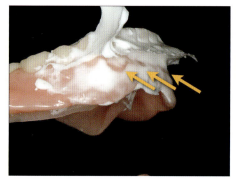

図❼　開口時に義歯床唇側粘膜研磨面に下口唇が強く当たっている箇所がフィットチェッカーの硬化像の"抜け"として観察できる

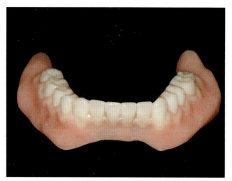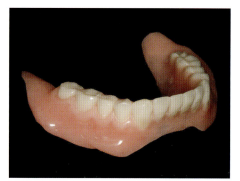

図❽　下口唇の圧接部を義歯が浮き上がらなくなるまで削合した

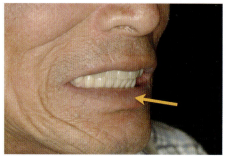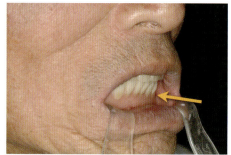

図❾　「イー」の口をしている下口唇と調和した義歯床唇側粘膜研磨面となった

症例3

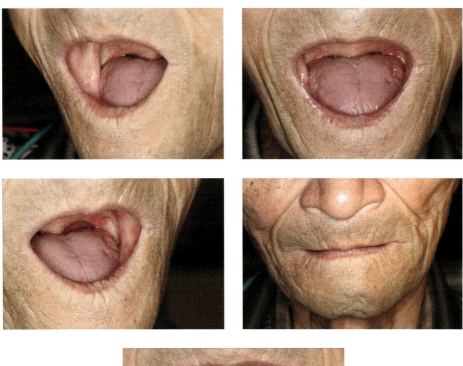

図❿ 開口すると、上下口唇が顎堤に押し付けられ、引き伸ばされ、薄くなり、同部がテカテカに光ってさえ見える。口輪筋が顕著に強い症例である

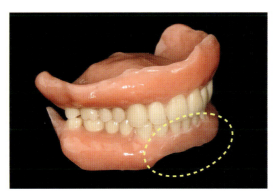

図⓫ フィットチェッカーにて下口唇の強く当たっている箇所を探索し、義歯床を削合して調整を行った。開口しても下顎総義歯が浮かなくなった

症例4

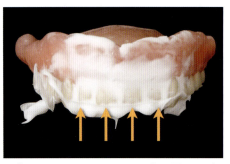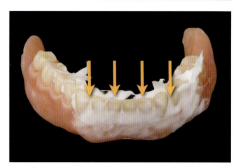

図⑫ フィットチェッカーで上口唇および下口唇の当たりを確認すると、それぞれ上下顎前歯人工歯部分に"抜け"として現れた

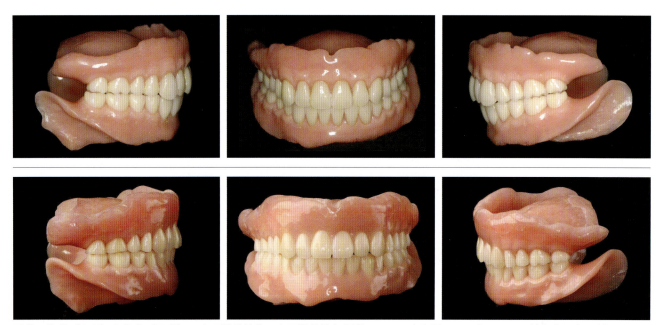

図⑬ 術前（上段）と術後（下段）の上下顎総義歯。上下顎総義歯を預かって、咬合器にリマウントし、前歯人工歯を削り取って新しい人工歯を舌側に配列し直した。開口しても下顎総義歯は浮いてこなくなった

そこで上下顎総義歯を預かり、咬合器にリマウントし、前歯人工歯を削り取り、新しい人工歯を舌側に配列し直した（図13）。すると上顎総義歯が脱離せず、下顎総義歯が浮き上がらなくなった。

この患者は、初診時には前歯部での咬合しかなく、本人の希望により上下の歯を抜歯し、総義歯を製作した背景がある（図14）。したがって、歯があったときの前咬みの習癖が残ってしまい、義歯装着当初も前咬みは止まらず、下顎前歯人工歯が上顎前歯人工歯を突き上げてしまった。その結果、上顎総義歯の口蓋後縁が空いてしまい、上下の前歯人工歯の交換前に上顎総義歯の粘膜面をリラインしている経緯がある。

本症例のように前歯人工歯部に口唇の力がかかっている場合、人工歯の力のかかっている部分を削合するが、審美を損なう場合は人工歯交換が必要である。

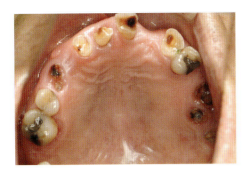
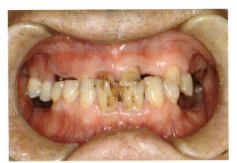
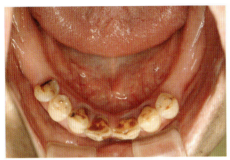

図⓮　初診時の口腔内写真

2）下口唇の位置移動

　下顎前歯部顎堤吸収が顕著に進むと、下口唇の器質的変化に伴う位置移動が起こる。つまり、舌側方向に下口唇が移動するのである（図15）。通常、総義歯製作において、前歯部の人工歯配列は原則として"審美"を優先させる。適切なリップサポートで口元の審美を回復させるのである。

　しかし、下口唇が極端に後方に位置移動している症例では、その位置に合わせて人工歯配列をしなければならない（図16）。そうでなければ、義歯床唇側粘膜研磨面が下口唇に押され、義歯が後方に移動して浮き上がってしまうからである。

2．受圧側の因子

1）下顎前歯部顎堤の形態

　下口唇の押しやりによる義歯の後方水平移動に抵抗するのが、下顎前歯部顎堤である（図17）。

　下顎前歯部顎堤が高さのある良形な山型であれば、下口唇の押しやりに対して抵抗となる（図18）。しかし、下顎前歯部顎堤が吸収していると、下口唇の押しやりに対して抵抗とならず、義歯は容易に動きやすくなる（図19）。もちろん、下顎前歯部歯槽骨が吸収し、粘膜の肥厚および粘膜下組織の線維性増生であるフラビーガムも抵抗となりにくい。

2）レトロモラーパッドの形態

　下顎前歯部顎堤を喪失してしまうと、義歯の後方水平移動の抵抗としてレトロモラーパッドが最後の砦となる（図20）。レトロモラーパッドは顎堤吸収が進むと、水平圧に抵抗するように立ち上がった形態に変化する場合が多く、わ

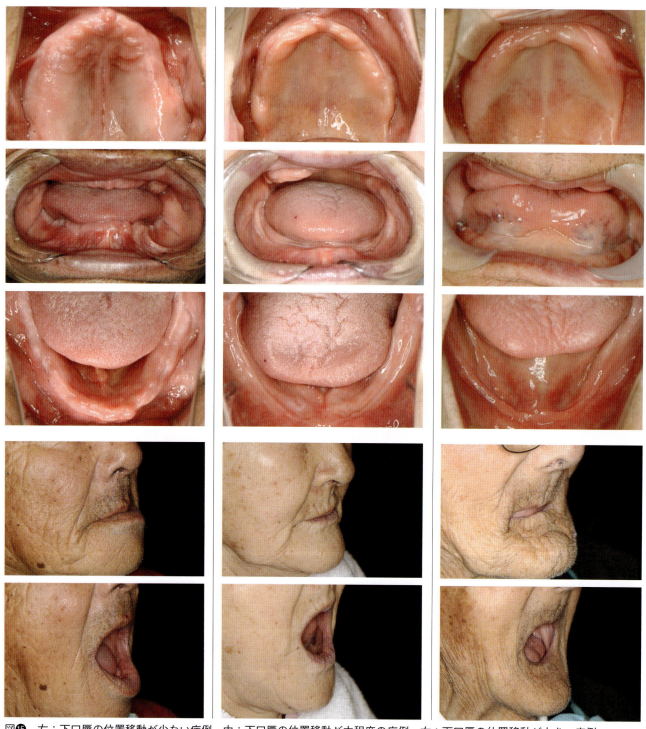

図⑮ 左：下口唇の位置移動が少ない症例、中：下口唇の位置移動が中程度の症例、右：下口唇の位置移動が大きい症例

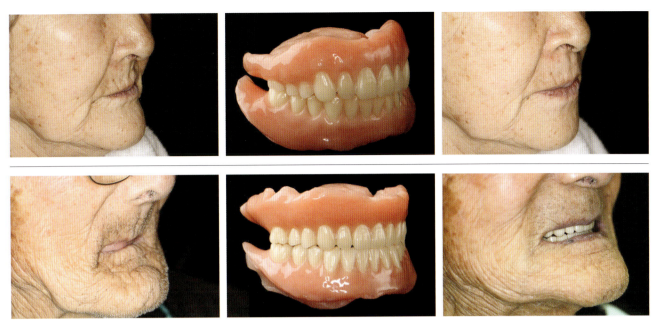

図⓰ 通常は前歯部の人工歯配列は原則として"審美"を優先させる。適切なリップサポートで口元の審美を回復させるのである（上段）。しかし、下口唇が極端に後方に位置移動している症例では、その位置に合わせて人工歯配列をしなければ義歯の浮き上がりを起こす（下段）

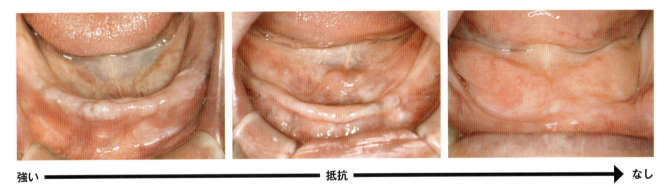

強い ←――――――――― 抵抗 ―――――――――→ なし

図⓱ 下口唇の押しやりによる義歯の後方水平移動に抵抗するのが、下顎前歯部顎堤である

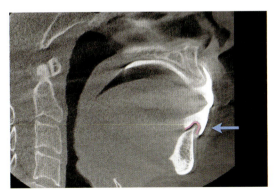

図⓲ 下顎前歯部顎堤が高さのある良形な山型であれば、下口唇の押しやりに対して抵抗となる

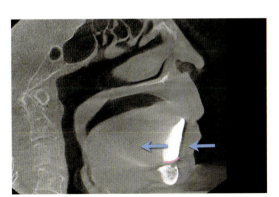

図⓳ 下顎前歯部顎堤が吸収していると、下口唇の押しやりに対して抵抗とならず、義歯は容易に動きやすくなる

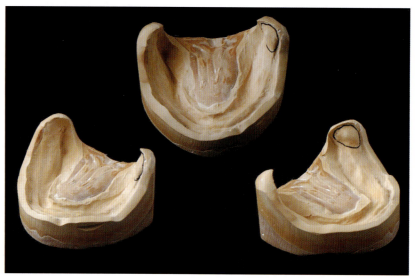

図⑳ 左側レトロモラーパッドは、義歯の後方水平移動の抵抗として利用できる。右側のレトロモラーパッドは潰れてしまい、抵抗として利用できない

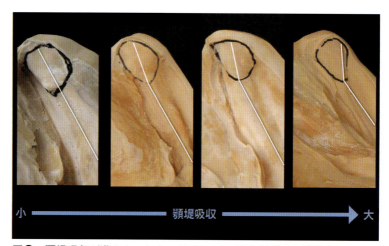

図㉑ 顎堤吸収が進むと、レトロモラーパッドは水平圧に抵抗するように立ち上がった形態に変化する場合が多い

ずかな抵抗ではあるが利用できる場合もある（図21）。

　最後の砦であるレトロモラーパッドが吸収してしまうと、開口したときに浮きやすい不安定な義歯となり、超難症例となる。

3．加圧側因子と受圧側因子の関係

　どれほど受圧側因子である顎堤形態が良好でも、加圧側因子である口輪筋の力が強い症例では、注意が必要である（表2）。

4．下顎総義歯の浮き上がりの原因が"下口唇の押しやり"であるかの確認方法

　術者が患者の下口唇を両手の指で手前に引っ張り、その状態のまま患者に開口してもらう（図22）。この状態で下顎総義歯が浮かず、術者が下口唇から手を離し、患者に開口してもらうと浮いてくる場合は、下口唇の後方への押しやりが浮き上がりの原因と特定できる。上顎総義歯の脱離においても同様の検査

表❷　どんなに受圧側因子である顎堤形態が良好でも、加圧側因子である口輪筋の力が強い症例では注意が必要である

	加圧側因子		
	小	中	大
受圧側因子　小	○	注意！	注意！
受圧側因子　中	○	○	注意！
受圧側因子　大	○	○	注意！

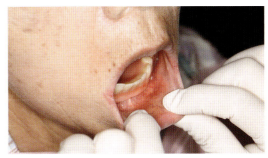

図❷　術者が患者の下口唇を両手の指で手前に引っ張り、その状態のまま患者に開口してもらう。この状態で下顎総義歯が浮いてこず、術者が下口唇から手を離して患者に開口してもらうと浮いてくる場合は、下口唇の後方への押しやりが原因と特定できる

法で確認できる。

5．製作過程で意外と見つけにくい"下口唇の押しやり"

　人工歯配列後の試適時に、この下口唇の押しやりをよく確認することが大切である。しかし、実際にはこのときに見つけにくいことも多い。試適時には、患者もおっかなびっくりしながら口唇に力を入れずに開閉口するからである。完成義歯の装着時の場合も同様であり、少し使用しているうちに下顎総義歯の浮き上がりが起こることも多い。また、試適床自体がそれほど安定性がよくないことも多く、その場合も見つけにくい。

Cool Japan

　1999年、阿部二郎氏が世界に先駆けて「下顎総義歯の吸着のメカニズム」を理論的にまとめて発表以来、この臨床テクニックは種々の媒体に紹介された。その後17年の歳月を経て日本全国、世界に広まりつつある。その理論をまとめた書籍は4ヵ国語で翻訳、出版され、拙著『What is Suction Denture?』も韓国語訳を上梓している。これは日本発信の「コンテンツ」であり、UK、Australia、Canada、中国、韓国などからも注目される「Cool Japan」である。

　しかし、この吸着印象法で製作した下顎総義歯でも、なかには開口すると浮いてくる症例があった。そこで今回、その原因と対処法について述べさせていただいた。読者が受けもつ無歯顎患者を、笑顔にして差し上げるためのスパイスとしていただければ幸いである。

（佐藤勝史）

【参考文献】
1）阿部二郎：誰にでもできる下顎総義歯の吸着．ヒョーロン・パブリッシャーズ．東京，2004．
2）阿部二郎：阿部二郎の総義歯難症例　誰もが知りたい臨床の真実．医歯薬出版．東京，2013．
3）佐藤勝史：What is Suction Denture?．デンタルダイヤモンド社，東京，2014．

3. 下顎総義歯吸着のための咬合採得

①セントリックトレーを用いた簡易咬合採得法

ダブルアーチ印象テクニック

通常の臨床では、精密印象終了後に咬合採得用のロウ堤を製作するのが一般的である。しかし、そのロウ堤を実際に口の中に入れてみると、大きくズレていたり、まったく咬み合わないケースさえある。ロウ堤の調整にかかる時間は、術者にとっては大きなストレスであり、また軟化したワックスの汚れの清掃は余計な仕事となり、スタッフに嫌な顔をされることもあるだろう（図1）。最初からある程度きちんと咬み合うロウ堤は作れないものかと、読者のみなさんもお悩みではないだろうか？

また、治療回数を減らすと同時に、患者による機能的閉口印象を実践させる目的でロウ堤を個人トレーの代わりに使い、咬合採得直後に精密印象を行う方

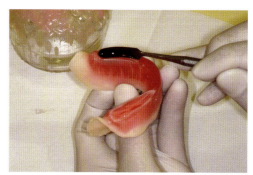

図❶　ロウ堤の調整量が多くなればなるほど、適切な咬合採得に対して技量的、材料的な問題が関与してくる

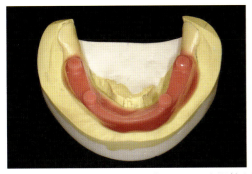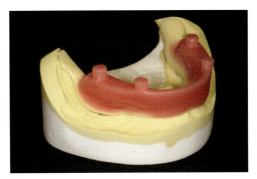

図❷　標準数値を考慮して製作されたロウ堤付き個人トレー

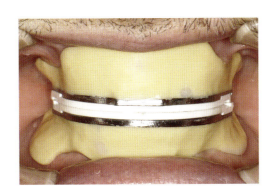

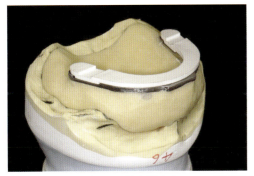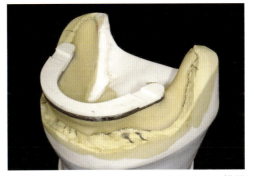

図❸　ナソメーターM付き個人トレー。精密印象後、白いバイトリムを外し、ゴシックアーチ描記装置をはめ込むことができる

法も人気である（図2）[1]。とくにBPS（生体機能的補綴システム）という義歯製作法では、個人トレーにナソメーターMという精密印象の直後にゴシックアーチを描ける装置が組み込まれており、レベルの高い印象と咬合が獲得できる（図3）。

　前述のいずれの方法においても、無歯顎咬合床の調整時間をいかに短縮できるかが最大の問題であり、この問題を解決してくれるのが概形印象と同日に採得するダブルアーチ印象テクニックである。本法は、上下顎の印象が一塊で採れるように考えられており、これを上下顎の概形印象模型に挟み込んだ状態で咬合器にマウントし、精密印象用のトレーを製作する。

　ダブルアーチ印象テクニックが可能な市販製品は、セントリックトレー（Ivoclar Vivadent：図4）とバイトトレー（ジーシー：図5）である。セントリッ

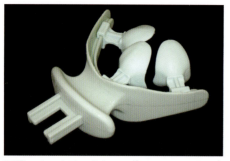

図❹ セントリックトレー (Ivoclar Vivadent)

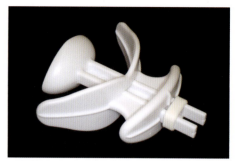

図❺ バイトトレー（ジーシー）

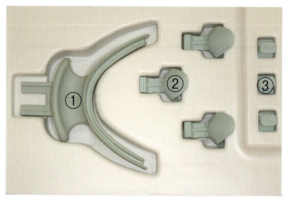

図❻ セントリックトレーの構成。①セントリックトレー本体、②サポーティングウィング、③レギュラーサポート

クトレーは、上下無歯顎のみならず、多数歯欠損にも対応できるが、バイトトレーは、在宅患者の咬合採得のために開発されたものである。

　本項では、印象材の保持がよいセントリックトレーを使ったBPSにおけるダブルアーチ印象のテクニックを紹介する。

セントリックトレーの構成

　セントリックトレーは、本体（リップサポート＋リテイニングトラック）と無歯顎印象用のサポートピンとなるサポーティングウィング、部分欠損用のサポートピンとなるレギュラーサポートにて構成され（図6）、132℃、15分間、乾燥工程なしのオートクレーブ滅菌が可能である。

簡易咬合採得から精密な咬合採得へ

　ダブルアーチ印象は、あくまで簡易的な咬合採得であり、最終の咬合採得ではない。したがって、ムキになって精密に採ろうとするのではなく、気楽な気

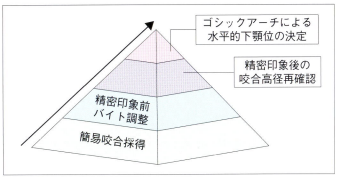

図❼　総義歯の製作においては、段階的に咬合を突き詰めていくことが大事である

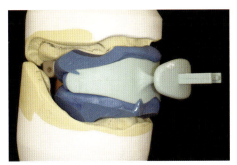

図❽　セントリックトレーを介して付着された模型

持ちで臨床応用することがうまくいくコツである。また、精密な咬合採得は最終印象後に行う（**図7**）。

　最終印象後に、適切な咬合高径と的確な水平的顎位を決めることはとても重要である。なぜなら、義歯の患者満足度を向上させるためには、適正な上下顎の顎間関係を採得する必要があり[2]、下顎総義歯の吸着（義歯床全周囲封鎖）を持続させるためにも絶対に必要だからである[3]。義歯の咬み合わせがズレてしまうと、義歯床辺縁部に空気の道を作り、苦労して得た封鎖を簡単に破壊してしまう。

ダブルアーチ印象体が本当に概形印象模型にフィットするのか？

　そのように疑問を感じている歯科医師は少なくないと思う。結論から言うと、「フィットする」のである。この事実は、筆者がBPS認定医を取得した際、衝撃を受けた出来事の一つである。

　咬合器に付着した一例を**図8～10**に示す。模型の辺縁に当たる余剰印象部分をナイフ等で削除し、下顎は顎堤の任意の3点以上、上顎は顎堤の3点＋口

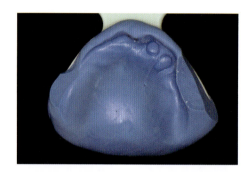

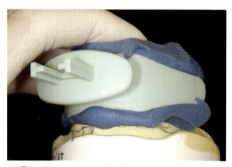
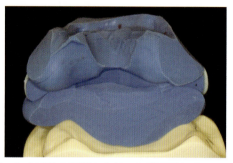

図❾ 修正した上顎印象面の模型への適合状態。とくに後方面観からは、口蓋部分にしっかりと適合しているのが確認される

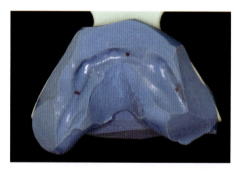

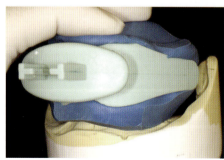
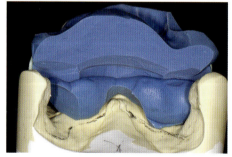

図❿ 下顎は上顎に比べ、余剰部位の削除等、印象面を修正しなければならない部位が多いが、しっかりと模型に適合させることが可能である

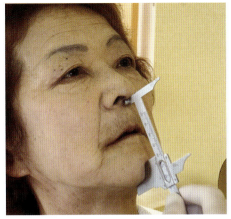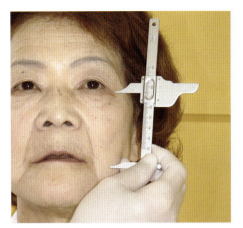

図⓫　坪根式バイトゲージを使用したWillis法による咬合高径の推測

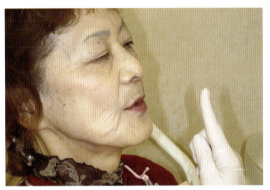

図⓬　Air-Blow法の実際。術者の指の位置にロウソクがあると想定し、そのロウソクの炎を揺らすイメージで息を吹きかけてもらう

蓋の部分を合わせることにより、模型はかなり正確に印象面にフィットさせることができる。

仮の咬合高径の決定

　咬合高径の決定方法に関しては、さまざまな方法が紹介されているが、筆者は主に旧義歯の咬合高径を参考にしながら、坪根式バイトゲージを使用したWillis法（**図11**）、およびAir-Blow法[4]を組み合わせて決定することが多い。

　Air-Blow法は、患者の顔前約15cmの位置に人差し指を立て、「この指の位置にロウソクがあると思ってください。そのロウソクの炎を揺らすように、息を吹きかけてください」と患者に指示し、口唇が湿っている状態で息を吹きかけてもらう（**図12**）。このときの咬合高径から3～4mm減じたものを咬合高径値とする方法である。咬合高径値決定後、患者の鼻部とオトガイ部にマーキングし、値を計測しておく。

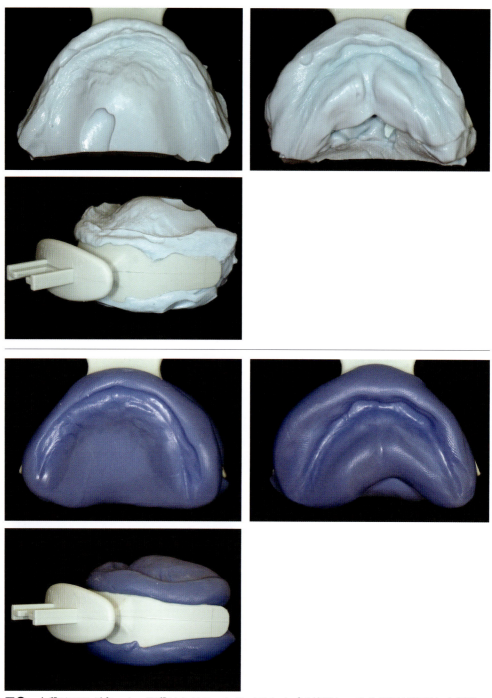

図⓭　上段はアルジネート、下段はシリコーンのパテタイプを使用し、咬合採得が終了した状態である。上下ともに同一患者の印象面である

セントリックトレーを使った咬合採得

　咬合高径の決定後、咬合採得に入る。セントリックトレー本体に、無歯顎印象用のサポートピンであるサポーティングウィングを、図4のように3個取り

●セントリックトレーを用いた咬合採得の一般的な術式

（1）パテを練り、下顎は棒状、上顎はやや半円形に盛り、口腔内に挿入する。サポートピンの長いほうが上顎側になる（図14）

（2）下顎顎堤、上顎顎堤のどちらかに圧接する。どちらに圧接してもかまわないが、術者が楽に圧接できるほうを選択する。通常、筆者は正面からの診療ポジションをとるので、下顎顎堤に圧接後、右手の親指と人差し指でセントリックトレー本体を保持し、中指と薬指の側面で下顎骨の下縁を保持し、固定している。右後方からの診療ポジションの場合は、上顎顎堤に圧接後、左手の掌で患者の顔を隠すような状態で、左手の親指と人差し指でセントリックトレー本体を保持する。また、classⅡの症例は上顎顎堤に圧接、classⅢの症例は下顎顎堤に圧接したほうが、セントリックトレーの前後的位置付けは容易である

（3）下顎顎堤に圧接した場合は、左手の親指と人差し指で上口唇を外側にめくる。また、上顎顎堤に圧接した場合は、右手の親指で下口唇を外側にめくる。その状態で軽く奥で咬むように患者に指示をする（図15、16）。その後、口唇で柄の部分をくわえて、静止してもらう

（4）決定した咬合高径値まで、「あと1mm咬んでください」などと細かく指示しながら咬み込んでもらった後、最後に嚥下をしてもらい、そのままの状態を維持するように指示をする（図17）

（5）硬化を確認後、セントリックトレーを撤去し、エラーの有無を確認する

（6）エラーがなければ、再び患者に咬合採得が終了したセントリックトレーを咬んでもらい、本体の柄の部分にパテを巻きつけ、硬化する前に顔貌正中、両瞳孔線に平行な線を記録する（図18）

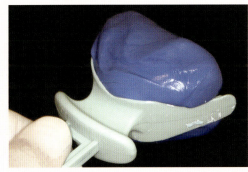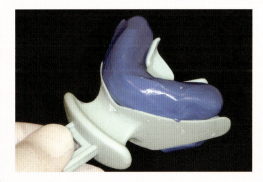

図⓮　口腔内に挿入前。上下にパテを盛った状態

付けて準備しておく。患者の姿勢および頭位は、ユニット上で印象採得するときの状態でかまわない。

使用する材料は、アルジネート印象材、もしくはシリコーン印象材のパテタイプであるが、筆者は長時間における硬化後の寸法変化、模型付着時の印象材の弾性を考慮し、シリコーン印象材「Virtual」（Ivoclar Vivadent）のパテタイプを使用している（**図13**）。しかし、広範囲なフラビーガムを有する症例などは、アルジネート印象材を使用する。

以下、セントリックトレーを用いた咬合採得の一般的な術式を示す（図14～18）。

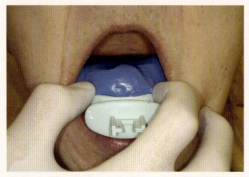
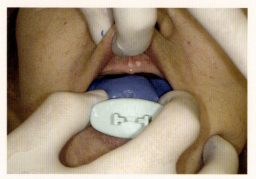

図⓯　下顎に圧接した場合は、上口唇を排除しながら、軽く咬んでもらう

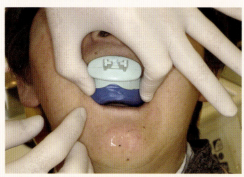
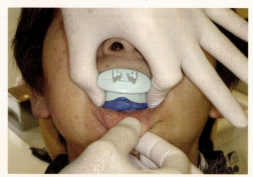

図⓰　上顎に圧接した場合は、下口唇を排除しながら軽く咬んでもらう

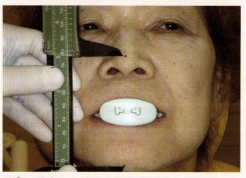

図⓱　設定した咬合高径値まで咬んでもらった後、嚥下を指示し、硬化を待つ

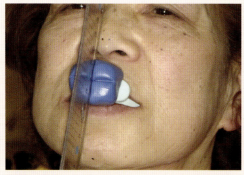
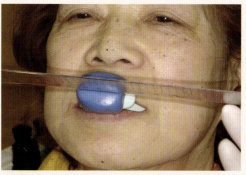

図⓲　最後に、柄の部分のパテに、顔貌正中および両瞳孔線と平行な線を印記しておく。咬合器付着時の貴重な情報となり得る

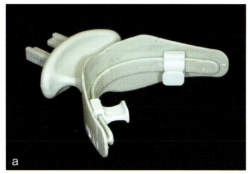 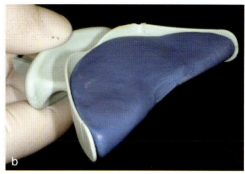

図⓳　セントリックトレー本体にレギュラーサポート2個を取り付けた状態（a）。レギュラーサポートが隠れる厚みで、パテでセンタープレートを製作する（b）

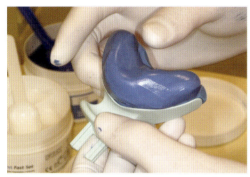 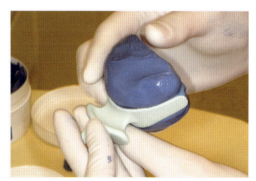

図⓴　センタープレートの上下にパテを盛る。接着材は不要である

顎位エラーのリカバリーが楽なセンタープレート法

　採得した印象体の余剰印象部を除去後、再び口腔内に戻し、同じ位置で咬めるか、顎位のチェックを行う。もし、顎位に大きなエラーが認められた場合は、再度咬合採得を行うこととなる。その際、通常の印象方法の場合、すべてのパテを除去し、最初からやり直しとなることが多く、パテの使用量やチェアータイムを考えても非常に無駄が多い。

　そこで、筆者がお勧めしたいのは、あえて無歯顎印象用のサポートピンを使用しないセンタープレート法である。

　まず、本体に部分欠損用のサポートピンであるレギュラーサポートを2個取り付ける。この部分に、パテをトレー本体と隙間ができないようにピンが隠れる厚さでプレート状に盛りつけ、完全に硬化させる（図19）。接着剤を使用せず、このプレートの上下にパテを盛り（図20）、前述した方法に則り、咬合採得を行う（図21）。

　咬合採得後、顎位のエラーがあった場合、口腔内で安定させやすい側はその

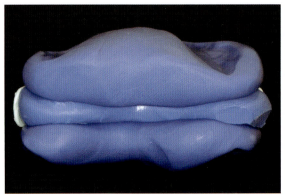

図㉑ センタープレート法にて咬合採得が完了したセントリックトレーの後方面観

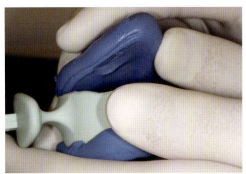
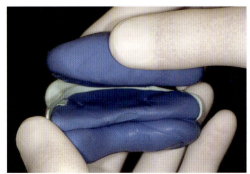

図㉒ 力を入れてめくると、容易に片側だけ取り外すことができる。外した側のみに、再度パテを盛り、再咬合採得を行うことができる

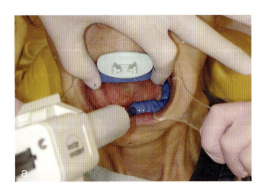
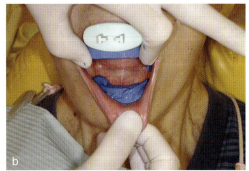
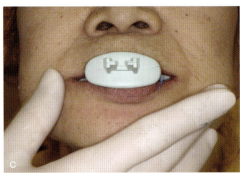
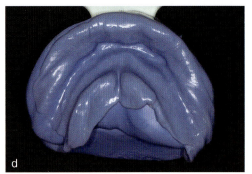

図㉓ 下顎印象面の修正。咬合採得が終了したセントリックトレーを上顎に圧接した状態で、下顎顎堤に Virtual のモノフェーズタイプを流し（a、b）、咬んでもらう（c）。印象面が鮮明になる（d）

まま残し、反対側の印象面のパテのみ撤去する。少し力を入れてめくっていくと、パテは容易に外れる（図22）。外した面に再度パテを盛り、再咬合採得を行う。もし、顎位のエラーがあった場合、このセンタープレート法は、その修正において有効であり、筆者はすべての症例において、この方法を実践している。

印象面のエラーの修正

顎位には問題ないが、印象面が鮮明ではなく、模型の付着のために修正が必要な場合がある。この問題は、とくに上顎に圧接して咬合採得を行った場合や、顎堤吸収が高度な症例に多く、下顎の印象面が不鮮明になることで、のちの模型付着に問題が生じる。このような場合は、咬合採得が終了したセントリックトレーを、印象面に問題がない側に圧接し、印象修正側の顎堤上にシリコーン印象材を直接流し込み、咬んでもらうことで解決することができる（図23）。この場合も、接着材は不要である。

慣れ親しんだ手法を変えることに抵抗感を感じる方が多いのは、当たり前のことである。筆者も、コンパウンド印象からBPSにシフトするのに、数年間の葛藤を経験している。しかし、今回紹介した簡易咬合採得法に関しては、ぜひみなさんの臨床に取り入れていただき、その有効性をご確認いただきたいと思う。

（相澤正之）

【参考文献】
1）佐藤勝史：What is Suction Denture?．デンタルダイヤモンド社，東京，2014．
2）Fenlon MR, Sherriff M: An investigation of factors influencing patients' satisfaction with new complete dentures using structural equation modeling. J Dent 2008; 36（6）: 427-434.
3）阿部二郎：誰にでもできる下顎総義歯の吸着．ヒョーロン・パブリッシャーズ．東京．2004．
4）阿部二郎，小久保京子，佐藤幸司：4-STEPで完成下顎吸着義歯とBPSパーフェクトマニュアル．ヒョーロン・パブリッシャーズ，東京，2004．

3. 下顎総義歯吸着のための咬合採得
②ゴシックアーチ（Go-A）

 総義歯の咬合採得

　咬合採得の目的は、再現性のある患者の顎間関係を記録し、咬合器上にトランスファーすることである。Fenlonは、患者満足度に最も影響する要因は、再現性のある顎位であると報告している。咬合採得でエラーを生じ、患者が自然に咬頭嵌合位がとれない場合、咬合時の違和感や咬合干渉による義歯のズレによる疼痛を起こし、たとえ下顎義歯が吸着していても、患者は新義歯に満足することができない。

　一方、無歯顎者の咬合採得は、有歯顎者よりも困難であることを経験する。ほとんどの無歯顎者では、歯牙の喪失・顎堤吸収に伴い、咬合の低位・変位や顎関節の変形が認められ、咀嚼機能も不正な状態にある。さらに、歯牙という動かない基準を用いて顎位を診査することができる有歯顎者に比べ、軟らかい顎堤粘膜上で、動きやすい咬合床を用いて診査しなければならないため、その手法はさらに難しくなる。そのため、不確定要素の多い無歯顎症例では、一度で望ましい咬合採得を行おうとはせずに、再現性のある顎位を求めて、複数の診査を基に確認することが有効である。

　本項では、簡便で臨床に取り入れやすいゴシックアーチ描記装置であるBPS（Biofunctional Prosthetic System／イボクラールビバデント社：図1）のナソメーターMの利点とその手法について述べたい。

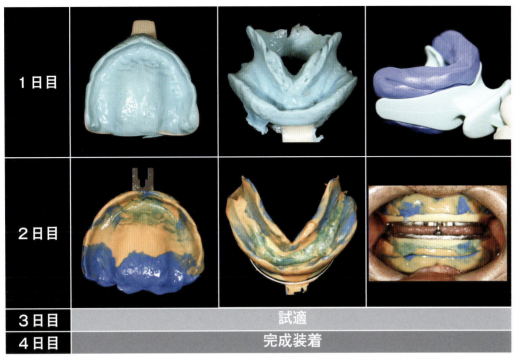

図❶ BPS では、1日目のセントリックトレーによる簡易咬合採得を元に、精密印象とゴシックアーチ描記用の基礎床を製作するため、2日目の基礎床の調整が少ない。また、2日目の来院時に、精密印象とゴシックアーチ描記による咬合採得を同日に行う

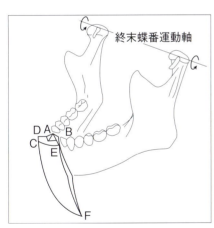

図❷ 有歯顎者の切歯点における下顎運動範囲。A：咬頭嵌合位、B：後方歯牙接触位、C：最前方咬合位、D・H：側方咬合位、F：最大開口位（参考文献[2]より引用改変）。ゴシックアーチは、ポッセルトフィギアの水平的断面のどこに患者の咬頭嵌合位を求めるかを、視覚的に確認しながら診査を行うことができる

ゴシックアーチ描記の目的

ゴシックアーチ描記の目的は、定められた咬合高径における下顎の後方・側方限界運動の水平的な軌跡を描記させ、その描記図を元に水平的顎位の診査や確認を行うことである（図2）。

診査の基準点として、前後・左右の限界運動の軌跡の交点であるアペックス（Ap）と、患者の習慣性の咬合位であるタッピング（TP）を求め、再構築したい咬頭嵌合位と Ap・TP との相対的位置を可視化して確認することにより、そ

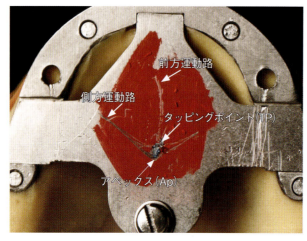

図❸ 左右限界運動の軌跡の交点であるアペックス（Ap）と習慣性咬合位であるタッピング（TP）。アペックスは通常、タッピングの0.5～1.0mm前方に収束する

の信頼性を高めることができる（図3）。日本補綴歯科学会の「有床義歯補綴診療ガイドライン」では、「ゴシックアーチ描記法は、描記針がゴシックアーチの頂点に一致した位置で、口腔内の上下咬合床を固定することにより、適切な水平的顎関係を付与することが可能となる」（Grade B：中等度の科学的根拠）と紹介されている。

しかし、患者の来院回数が増えること、さらには、基礎床と顎堤粘膜間の不適合によってゴシックアーチ付き基礎床が動揺したり、粘膜面の疼痛などが影響して、患者が上手に顎を動かすことができず、診査に信頼性が欠けるなどの理由から、一般的には受け入れられていないのが実情ではないだろうか。

ワックスバイトで起こりやすいエラー

広く臨床で行われているワックスバイトを用いた咬合採得は、安価で簡便な手法である一方で、以下のような理由から、エラーを起こしやすい手法であることを理解しておかなければならない。

1. ワックスの軟化の度合いや、軟化からの経過時間によって、咬合採得時のワックスバイトの硬さは、左右・前後で大きく異なる。ワックスバイトの高さが左右で異なると、咬合床は粘膜の被圧変位量の範囲で変位する（図4）。
2. 面と面が接触するワックスバイトは、患者の嚙み癖を誘発しやすい（図5）。さらに、決定した咬頭嵌合位が患者の水平的顎位のどこに位置するのか、視覚的に確認することができない。

したがって、ワックスバイトに加えてゴシックアーチによる咬合診査を行うことによって、咬合採得の信頼性を向上させ、その後の義歯製作の工程を安心して行うことができる。

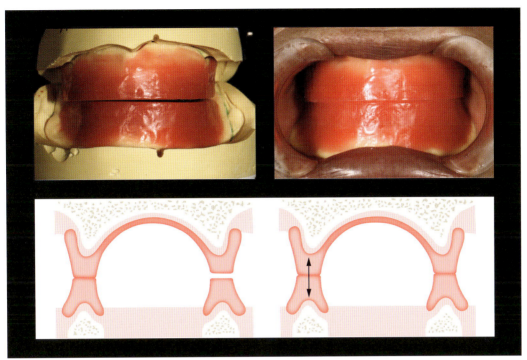

図❹ 意図的に左側を2mm低くした咬合床を口腔内に入れると、左右均等に咬み合っているように見える。これは、粘膜の被圧変位量の範囲内で咬合床が沈下するためである

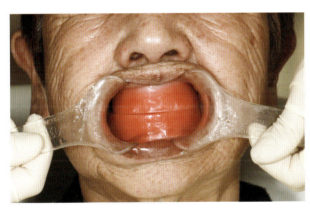

図❺ 右側に変位したロウ堤。面で接するロウ堤は、患者の嚙み癖を誘発しやすい。さらに、決定した咬合位が患者の水平的顎位のどこに位置するのか、視覚的に確認することができない

着脱自由なゴシックアーチ描記装置であるナソメーターMの利点

　ゴシックアーチを成功させるためのポイントは、粘膜に十分適合した基礎床を用いて維持安定が達成されていること、さらに、高径を維持するために機械的にしかっりとしたゴシックアーチ描記装置を用いることである（図6）。ナソメーターM（図7）は、Go-A用プレートが自由に着脱できる一方で、機械的にしっかり固定することができるゴシックアーチ描記装置であり、以下のような利点がある。

1．着脱が自由なため、印象採得とゴシックアーチ診査を同日に行うことができる。

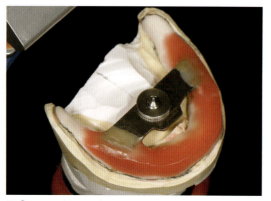
図❻ ロウ堤に固定されたゴシックアーチ描記装置。口腔内の温度でワックスが軟化して、装置が外れたり沈下してしまい、正しい診査ができない。レジン等で外れないように固定しなければならない

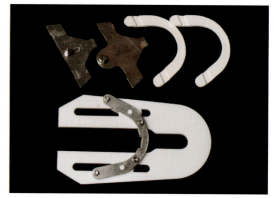
図❼ イボクラールビバデント社のナソメーターM

2．印象とゴシックアーチ診査を、同一の基礎床で行うことができるため、基礎床を何度も製作する必要がない。
3．精密印象に40分ほどかかるため、ゴシックアーチの診査時には、旧義歯の習慣性咬合位の影響が少なくなる。
4．最も粘膜と適合し、吸着・安定した印象体を用いるため、ゴシックアーチ診査を基礎床の動揺が少ない状態で行うことができる。
5．印象時に、ナソメーターMを口腔内に入れることに患者が慣れてくるため、患者の違和感を減らして、リラックスした状態でゴシックアーチ診査を行うことができる。

咬合高径の確認

　咬合高径決定法は、顔貌形態を計測して得られた種々の計測点距離に関する基準値や、安静時や発音時にとる平均的な顎位を基準として咬合高径を測定する方法がある。筆者は、旧義歯装着時の顔貌や唇の形態、患者の発音時の高径、安静位、Air-blow法などの複数の診査を総合して咬合高径を決定している。この際、患者の皮膚に印を付けて、その距離を測って数値化して比較することが有効だと考えている（図8）。
1．旧義歯を装着した状態で、患者の顔貌と発音の確認
2．プラスチックプレートを装着した状態で、患者の顔貌と発音の確認
3．発音・安静位・Air-Blow法による高径の確認と記録
4．ゴシックアーチ描記装置を装着して、描記ピンによる高さの調整（図9）
　BPSでは、1日目にセントリックトレーを用いて行った、仮の咬合採得に基づいて製作したナソメーターM付き基礎床にてゴシックアーチ診査を行う。
　図10〜16にナソメーターMを使った咬合採得の流れを示す。

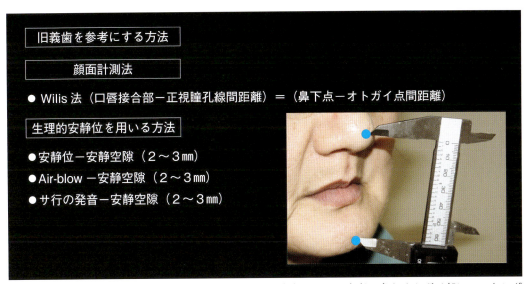

図❽ 咬合高径は、複数の手法を統合して決定する。決定時には、患者の鼻とオトガイ部にマーキングした計測基準点からの距離を測定して数値化しておく

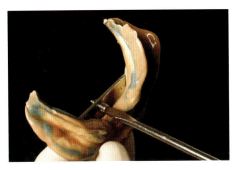

図❾ 描記ピンを回転させることにより、咬合高径の調整を行うことができる

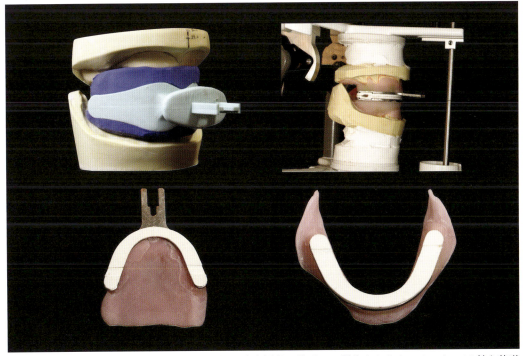

図❿ 1日目のセントリックトレーによる簡易咬合採得に基づいて製作されたナソメーターM付き基礎床

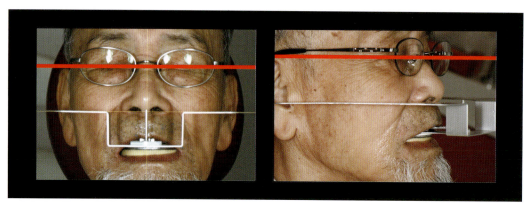

図⓫ 精密印象前に、ナソメーターMに付与した咬合平面が、患者の両瞳孔線(正面)とカンペル平面(側面)と平行かどうかを確認する

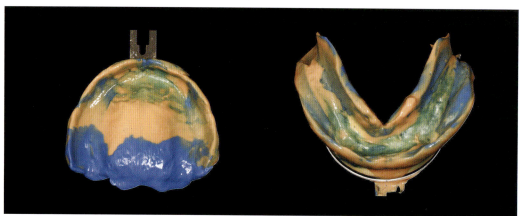

図⓬ 精密印象後、印象体を用いてゴシックアーチ描記を行う

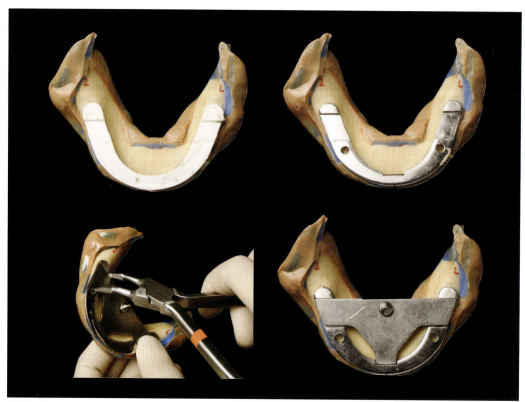

図⓭ 精密印象後、プラスチックプレート（バイトリム）を外し、ゴシックアーチ描記装置（レジストレーションプレート）を装着する

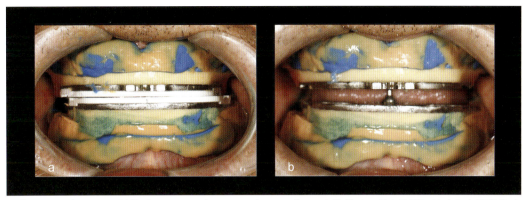

図⓮　a：バイトリム装着時。b：レジストレーションプレート装着時。最も粘膜に適合した印象体を用いてゴシックアーチの描記を行うため、維持安定がよく、患者もリラックスした状態で顎運動を行うことができる

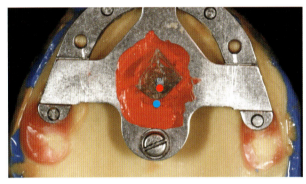

図⓯　本症例では、ゴシックアーチのApとTPに距離が認めらた。注意深く観察したところ、TP後方部（赤点）が、最も再現性の高い咬合位と推測された

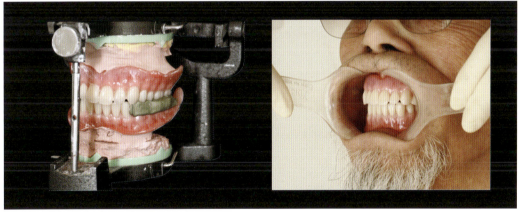

図⓰　ゴシックアーチ描記にてApとTPが離れていたため咬合採得が正確かどうか疑われた。完成義歯装着前に再バイトし、咬合器にリマウント、咬合の確認を行った

ゴシックアーチの描記

　ゴシックアーチ描記装置を装着後、患者に手鏡を見てもらい、軽く閉口した状態で、顎を前後・左右に動かす練習を行う。術者の指示に従い、患者が顎の運動を行うことができる場合は、次の手順で、運動を記録する。

①前方位・後方位・タッピング
②右側位・後方位・タッピング
③前方位・後方位・タッピング
④左側位・後方位・タッピング

また、患者が指示に従って顎の運動を行うことができない場合は、閉口状態で、5分程度、顎を前後・左右に自由に運動させている。この場合、軌跡の最外側がゴシックアーチの軌跡となる。

タッピングの記録

ゴシックアーチの軌跡を求めた後に、TPの記録を行う。TPの記録時は、診療台の背板を垂直に起こし、患者のフランクフルト平面を水平に位置付ける。患者の開口量を2～4mm、1秒間に1回程度のスピードでタッピング運動を指示する。このとき、咬合紙をピンとプレートの間に挟み、タッピングの位置を印記する。

ゴシックアーチの診断

多くの無歯顎症例では、有歯顎者と同様に、TPはApの0.5mmほど前方に認められるため、基本的には、Apよりもわずか前方を水平的な下顎位としている。しかし、臨床では、ApとTPが5mmほど離れている症例や、TPが点で収束しない症例を経験する。鈴木らは、ApとTP間の距離が0.6mm以上ある症例や、TPが安定しない症例では、義歯装着後の調整回数が多くなると報告している。

図17、18は、いずれもTPがApから5mm以上離れ、ゴシックアーチの前方運動路上に認められる。完成義歯では、図17の症例ではApで、図18の症例ではTPで下顎位が安定した。

したがって、ゴシックアーチ描記のみでApとTPのどちらを水平的な顎位に決定するかの判断は難しく、筆者は、タッピングの速度や開閉口量を変化させて、最も再現性の高い位置を模索している。もちろん、このような患者では、義歯の人工歯や研磨面形態、義歯の維持力などが変化すると、下顎位も変化しやすいため、その後の義歯の試適時や完成時、そして、完成後にも慎重に咬合をチェックする必要がある。また、安定したポイントが見つけられない場合は、咬頭嵌合位から数mmの自由域（ワイドセントリック）を与えて咬合干渉を減らすことや、治療用義歯を用いて安定する咬合位を確認することが有効だと考えている。

（山崎史晃）

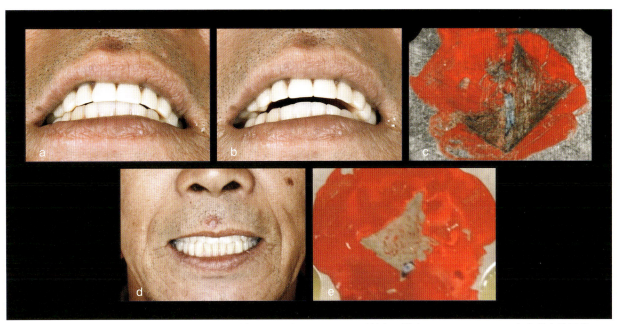

図⓱ 症例1。a〜c：患者の咬頭嵌合位と誘導位。TPがApの5mmほど前方に散布している。d、e：完成義歯使用後1ヵ月のゴシックアーチ。TPがAp付近に収束していることが認められる

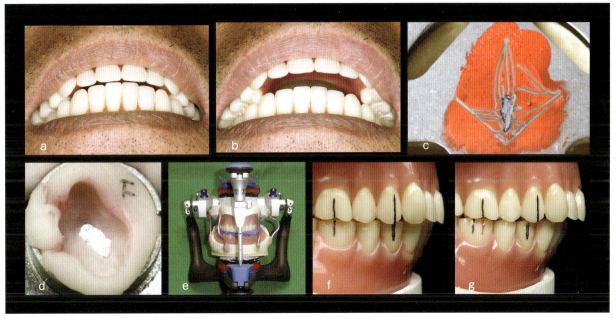

図⓲ 症例2。a〜c：患者の咬頭嵌合位と誘導位。症例1と同様にTPがApの5mmほど前方に散布している。d〜g：治療用義歯の咬合面のすり減りを咬合器のアンテリアガイドテーブルに再現し、顎位を前後に動かしやすいように調整した。4年経過時では、前方のTPに咬頭嵌合位が安定している

【参考文献】

1) Fenton MR, Sherriff M.：An investigation of factors influencing patient's satisfaction with new complete dentures using structural equation modeling. J Dent, 36(6)：428-434, 2008.
2) Posselt U.：Studies in the mobility of the human mandible. Act Odeon Scand, 10: 1-150, 1952.
3) 平沼譲二, 長尾正憲, 他：コンプリートデンチャーの咬合採得. 補綴誌, 39：793-815, 1995.
4) 齋藤善広：下顎吸着義歯のための咬合採得 ②ゴシックアーチ（Go-A）. デンタルダイヤモンド, 41(16)：98-105, 2016.
5) 鈴木清貴：全部床義歯患者の義歯調節回数に関する研究—タッピングポイントの安定性との関連. 補綴誌, 45(1)：106-116, 2001.

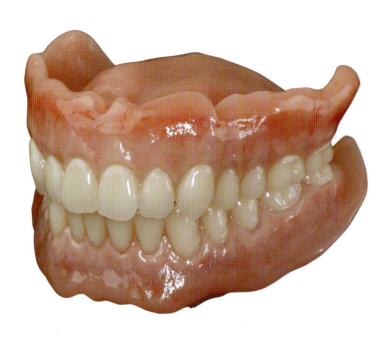

第3章

吸着義歯づくりの応用

1. 総義歯とパーシャルデンチャー、IODにおける床縁形態の設定法

2. 若手歯科医師・歯科技工士への吸着下顎総義歯のすゝめ

1. 総義歯とパーシャルデンチャー、IODにおける床縁形態の設定法

義歯床縁形態の原則

　義歯床は、抜歯により失われた軟組織や硬組織の形態を回復することが製作するうえでの原則となる。顎堤が残っている際は義歯床を薄くし、顎堤が吸収している際は吸収量を補うために厚くする（**図1**）。そのため、総義歯を粘膜面から眺めると、顎堤の吸収量にかかわらず似たような外形をしており、有床義歯教育の現場では、「義歯には義歯の形がある。まずは形を覚えろ」と教育されることがある。
　成書では、パーシャルデンチャー（以下、RPD）の床縁形態は、総義歯に準

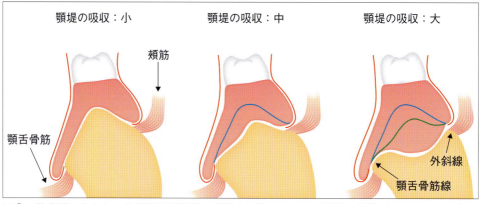

図❶　抜歯後に失われた軟組織や硬組織の形態を回復することが原則。顎堤が吸収すると床縁は厚くなる。また、顎堤の吸収の程度に左右されることなく、義歯は一定の形態を有する

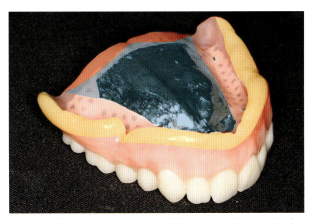

図❷ 総義歯における辺縁封鎖増強のための便宜的形態（上顎）。ポストダム部（赤）、口蓋部（青）、コルベン状の床断面（黄）の3つは抜歯により失われた形態ではなく、術者が辺縁封鎖増強のため便宜的に付与する形態

ずるとあり、インプラントオーバーデンチャー（以下、IOD）でも同様であるといわれる。

　ところが、総義歯の維持力を発揮するのは、辺縁封鎖が主体である。一方、RPDではクラスプなどの維持装置があるため、総義歯のような強い辺縁封鎖は不要になる。同様にIODでは、インプラントによる維持力が加わるため、辺縁封鎖の役割は減る。このように、義歯床の辺縁封鎖の役割が異なれば、おのずとその機能的形態もわずかに異なってくる。

総義歯における辺縁封鎖増強のための便宜的形態

　筆者は、2009年に総義歯とRPDとIODの床縁形態はわずかに異なることを提言[1]し、2012年には書籍[2]にて、総義歯における"辺縁封鎖増強のための便宜的形態"について解説した。

　総義歯を製作する際、多くの術者は床縁形態の原則に則ったうえで、辺縁封鎖を増強するために義歯床縁にいくつかの工夫をしている。その便宜的形態に着目することで、RPDやIODにおける床縁形態を理解しやすくなる。

1．上顎総義歯における便宜的形態（図2）

　抜歯後に無歯顎となると、歯を支えていた歯槽骨は吸収し、顎堤の形態が変化する。しかし上顎の口蓋部においては、抜歯後も形態変化がほとんどない。義歯床縁形態の原則を考えると、上顎総義歯の義歯床口蓋部は、"抜歯により失われた軟組織、硬組織の形態の回復"ではないことになる。にもかかわらず口蓋に義歯床を設置するのは、上顎の総義歯が外れないために付与した"辺縁封鎖増強のための便宜的な形態"だからである。

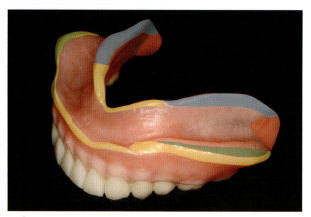

図❸ 総義歯における辺縁封鎖増強のための便宜的形態（下顎）。下顎総義歯においては、レトロモラーパッドを覆う部分（赤）、顎舌骨筋線を越える床縁（青）、外斜線を越える床縁（緑）、コルベン状の床断面（黄）の辺縁封鎖増強のための形態を付与する

　上顎総義歯において、辺縁封鎖を増強し、維持力を増すために術者が便宜的に付与するのは、以下に挙げる3つの部位と考えられる。
①口蓋部
②ポストダム部
③コルベン状に厚くした義歯床辺縁部

2．下顎総義歯における便宜的形態（図3）

　下顎においても抜歯後に無歯顎となると、歯を支えていた歯槽骨は吸収していく。その形態を義歯床は補うが、総義歯後縁のレトロモラーパッドは、抜歯後に吸収して形態変化する部位ではない。総義歯製作においてレトロモラーパッドを覆うのは、辺縁封鎖増強のための便宜的形態の付与である。同様に舌側の顎舌骨筋線を越えた床縁や、頬側の外斜線を越えた床縁設計も、便宜的形態といえる。

　下顎総義歯における辺縁封鎖増強のための便宜的形態は以下のとおりである。
①レトロモラーパッドを覆う部分（義歯後方）
②顎舌骨筋線を越える床縁（舌側）
③外斜線を越えて設置する部分（頬側）
④コルベン状の床断面

中間欠損・遊離端欠損・多数歯欠損のRPDと、総義歯における床縁形態の違い（図4）

　有歯顎から無歯顎へと欠損が拡大するに伴い、中間欠損のRPD、遊離端欠損のRPD、多数歯欠損少数歯残存のRPD、総義歯へと義歯は変化する。中間

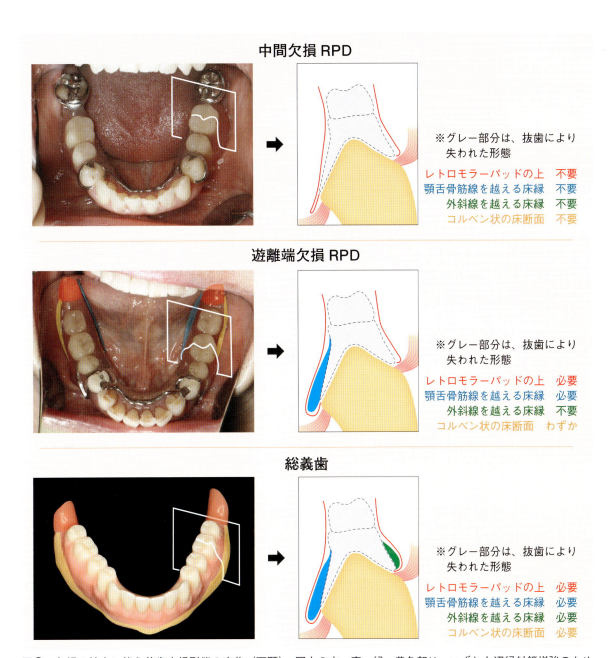

図❹ 欠損の拡大に伴う義歯床縁形態の変化（下顎）。図中の赤・青・緑・黄色部は、いずれも辺縁封鎖増強のために付与した便宜的形態

　欠損の RPD においては、欠損の両側に強力な維持装置が付くため義歯床の挙動はわずかである。そのため辺縁封鎖の役割は少なく、下顎でいえば顎舌骨筋線を越えて義歯床を設置する意味もない。また、コルベン状に厚い床縁を付与すると、残存歯の歯肉形態よりも張り出し、違和感を生じさせ、自浄性の悪い義歯床となってしまう。つまり、中間欠損の RPD においては、総義歯のような辺縁封鎖増強のための便宜的形態は必要なく、義歯床は抜歯により失われた軟組織の形態回復を行うのみでよい。

欠損が拡大し、遊離端欠損のRPDになると、維持装置が欠損の一方だけとなり、義歯の挙動は中間欠損のRPDよりも大きくなる。遊離端欠損の後方部においては、義歯の挙動が大きいため、強い辺縁封鎖が必要になってくる。したがって、下顎においてはレトロモラーパッドを覆い、顎舌骨筋線を越えて舌側の床縁を設定する。しかし、残存歯に維持装置がある前方の義歯床の挙動は小さく、辺縁封鎖は最小限で済む。前方では過剰なコルベン状の厚みは必要なく、残存歯の歯肉形態と移行的になるようにする。

さらに欠損が拡大し、多数歯欠損のRPDに移行した場合は、ほとんど全周にわたって総義歯と同様な辺縁封鎖が求められ、辺縁封鎖増強のための便宜的形態を付与する必要が出てくる。

このように維持装置の設置場所や義歯の挙動による辺縁封鎖を強めるか否かを考慮して、辺縁封鎖増強のための便宜的形態を考える必要がある。

総義歯、2-IOD、多数-IODでの義歯床縁形態の違い（図5）

無歯顎にインプラントを埋入してIODとすることで、義歯床の形態はどのように変化するか考察をする。無歯顎から下顎前歯部に2本のインプラントを埋入した2-IOD、さらに臼歯部にも2本追加埋入した4-IOD、さらに埋入本数が増えると、RPDにて欠損が拡大した場合と正反対のことが起こる（図6）。

2-IODでは、前歯部残存の遊離端欠損のRPDと同じような義歯の挙動をする。維持は前歯部に埋入したインプラントがその役割を担う。後方部は義歯の挙動は大きくなるため、強い辺縁封鎖が必要となる。そのためレトロモラーパッドを覆い、舌側は顎舌骨筋線を越えて設定する。前方の義歯床はインプラントによる維持が働き、総義歯ほどの強い辺縁封鎖は必要ない。IODにすることによる機能回復も相まって、総義歯ほどの厚いコルベン状の辺縁は必要なく、よりシャープな辺縁形態となる。

4-IODやそれ以上の多数埋入IODとなると、臼歯部にもインプラントを埋入することで機能時における義歯の挙動はほとんどなくなり、中間欠損のRPDと同様の挙動になる。床縁形態も抜歯により失われた硬組織・軟組織の形態の回復のみとなり、便宜的な辺縁封鎖増強のための形態は不要となる。下顎臼歯部では、舌側は顎舌骨筋線を越える必要がなくなり、第2大臼歯相当部にインプラントが埋入されると、レトロモラーパッドを覆う必要もなくなる。頬側では外斜線を越えた床縁設定や、コルベン状の厚い床縁は不要となる。義歯床は単純に、抜歯により失われた軟組織部の厚みを補償するのみで十分となる（ただし、7番ではなく6番にインプラントを埋入し、その後方に義歯床を設置する場合は、小さい遊離端欠損と判断してレトロモラーパッドを覆うこともある）。

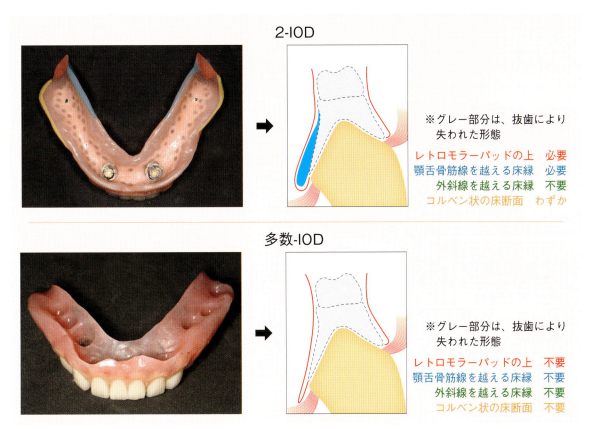

図❺　総義歯→IODにおける義歯床縁形態の変化（下顎）。図中の赤・青・黄色部、いずれも辺縁封鎖増強のために付与した便宜的形態

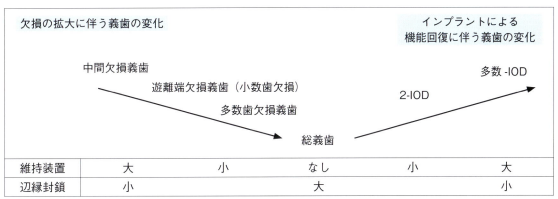

図❻　欠損の拡大やインプラントによる機能回復における辺縁封鎖の役割

印象採得における術式の違い

　総義歯のように辺縁封鎖に大きな維持力を期待する場合と、中間欠損のように維持力の主体がクラスプなどの維持装置であり、床縁の設定も抜歯により失われた形態を回復するだけでよい場合では、個人トレーの設定も異なる。

1．総義歯とパーシャルデンチャー、IODにおける床縁形態の設定法　115

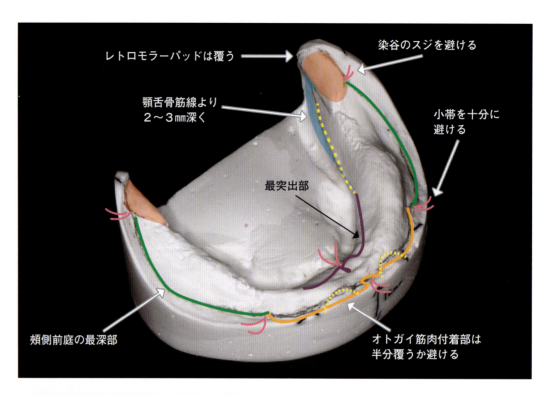

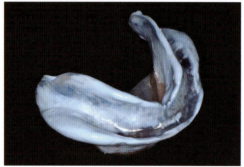

閉口機能印象

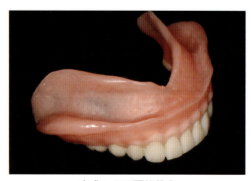

完成した下顎総義歯

図❼　下顎総義歯の個人トレー外形線。総義歯においては、辺縁封鎖増強のための便宜的形態を再現しやすい形態とする

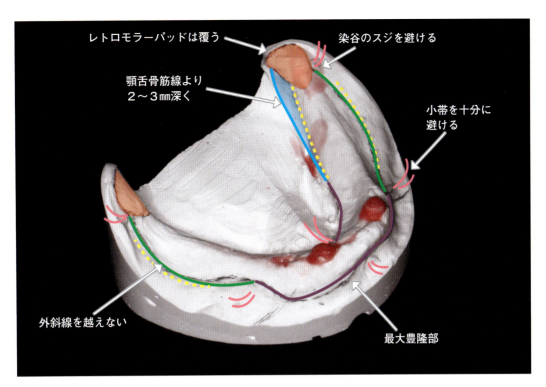

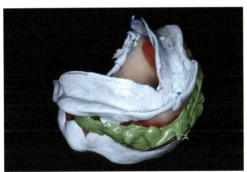

精密印象

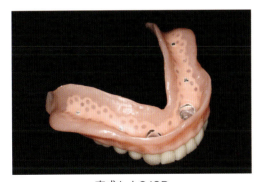

完成した2-IOD

図❽　2-IODの個人トレー外形線。前歯部に2本のインプラントを埋入した2-IODでは、遊離端RPDと同じような義歯の挙動を示す。レトロモラーパッドは覆い、舌側の義歯床縁は顎舌骨筋線を越えた位置に設定する。しかし、前方部はインプラントの維持が働くため、辺縁封鎖の増強は不要であり、総義歯装着時より機能は向上し、義歯床縁は薄くなる

1．総義歯

総義歯製作における個人トレーの設計は、辺縁封鎖増強のための便宜的形態を再現しやすい形態にする必要がある。つまり上顎では口蓋を覆い、ポストダム部を含む。また下顎では、後縁はレトロモラーパッドを覆い、舌側は顎舌骨筋線を2～3mm越えて設定し、頬側は外斜線を目安にする。舌下部や頬側の床縁の厚みが必要な部分は、あらかじめトレー辺縁の厚みも確保したうえで各個トレーを製作する（図7）。

そして総義歯装着者においては、機能が活発な症例、反対にほとんど口腔粘膜が動かない症例もある。十分に顎堤が残っている症例では義歯の維持安定も得やすく、機能も活発なことが多くある。ところが、顎堤が吸収している無歯顎者では、義歯の安定も悪くなり、多くが加齢により口腔周囲筋の機能も落ちている。そのような患者では、口唇や舌の動きも少なくなっている。

総義歯の印象採得においても、そのような機能の違いを再現するためには閉口機能印象法が適している。つまり、ロウ堤付き個人トレーなどを用い、閉口位にて患者に機能運動を行わせて印象採得する方法である。その際、同じ無歯顎でも機能の活発な患者では、活発な機能を印象に再現する。逆に機能が落ちた患者では、無理に動かさず普段の動き程度の機能運動を行わせる。どちらも患者主導で採得する印象方法といえる。

2．中間欠損のRPDや多数埋入のIOD

中間欠損であれば、抜歯により失われた範囲をトレーが覆うことで、必要十分な印象が採得できる。下顎においては、抜歯により失われる形態は歯槽骨にあたる部分であり、筋の付着である頬側は外斜線、舌側は顎舌骨筋線の間である。

つまり、中間欠損の印象採得において、個人トレーは外斜線や顎舌骨筋線を

越えて設定する必要はない。それぞれの線上にトレーの外形を設定し、機能印象においては、失われた形態を辺縁の厚みで表現するだけで済む。また、レトロモラーパッドも抜歯により形態が変わるところではないので、中間欠損の印象採得において個人トレーに含む必要はない。

　第2大臼歯部にインプラントを埋入した4-IODや、臼歯部に多数インプラントを埋入したIODにおいても、中間欠損と同様な印象採得法を行う。

3．遊離端欠損のRPDや2-IOD

　遊離端欠損におけるRPDでは、前歯部には維持装置があり、欠損前方部の義歯床は動きが少ないが、後方部では義歯の挙動が大きいため、後方の辺縁封鎖を強める必要がある。個人トレーでは、レトロモラーパッドを覆い、舌側は顎舌骨筋線を2～3mm越えて設定し、印象採得を行う。

　2-IODにおいても遊離端欠損RPDと同様な個人トレーの設定を行う（図8）。総義歯に比べ、よく噛めるようになり機能が向上する。また、義歯が外れないという安心感が生まれ、口唇や舌の動きも活発になることを多く経験する。2-IOD製作時にはそのような機能向上を印象面に再現することが必要になる。ロウ堤付き個人トレーを用い、患者に機能運動を行わせ閉口機能印象を行う。その際、2-IODの機能を再現するため、患者にはオーバーアクションで機能運動を行わせることがポイントとなる。

（亀田行雄）

【参考文献】

1）亀田行雄：インプラントオーバーデンチャーによる機能回復―求められる床縁形態の検討―，補綴臨床，医歯薬出版，42（2）：196-211，2009．
2）亀田行雄：これからの義歯治療とインプラントオーバーデンチャー，デンタルダイヤモンド社，東京，2012．

2. 若手歯科医師・歯科技工士への吸着下顎総義歯のすゝめ

 吸着下顎総義歯の基本概念

　同一患者で時期を異にして、2組の上下総義歯を製作した症例である。この症例を通じて、吸着下顎総義歯が従来の総義歯といかに異なるかを再確認する。

　1回目の製作はおよそ10年前、従来の大学教育で教わってきた筋付着を意識し、できるだけ床面積を確保するという支持主体の考えで製作した上下の総義歯である（**図1a**）。2回目の製作は、筆者が吸着下顎総義歯の概念を学び、本手法で製作した上下の総義歯である（**図1b**）。

　両者の床縁形態を比較すると、上顎については大きな差異はないものの、下顎総義歯については、床縁形態に大きな違いがあるのがわかる（**図2**）。

　同一術者の製作にもかかわらず、これほどの違いが生じたのはなぜだろうか？　筆者は、「製作概念の違いが、形態の違いとして現れる」と考えている。

　阿部二郎氏の吸着下顎総義歯の基本概念を筆者なりに表現すると、以下の4点となる。

①支持のために意図的に床縁を延長しない
②下顎義歯床縁を粘膜で全周封鎖する
③粘膜や舌を過度に圧迫せず、自然に義歯床を包み込むような外形設定を行う
④封鎖が破綻しやすい部位は、意図的に床縁の延長や床縁の厚みを付与する

　従来の支持主体の考えとは異なることがわかると思う。

　上記の概念をもとに、吸着下顎総義歯の成立条件をまとめると**表1**のようになる。

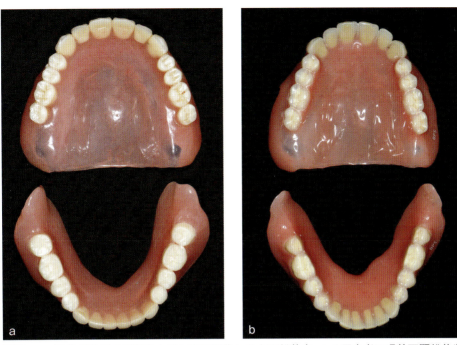

図❶ a：筆者が従来の伝統的な考え方で製作した上下総義歯。b：同患者で吸着下顎総義歯の概念と手技に基づいて製作した上下総義歯

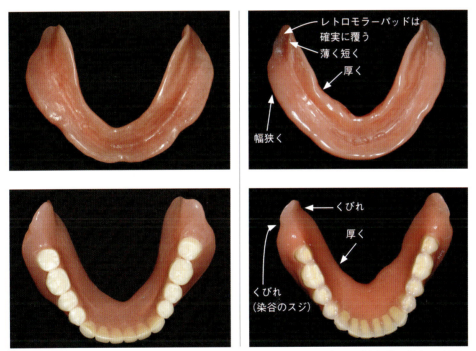

図❷ 図1の従来法と吸着下顎総義歯の形態を比較したもの。左図：従来型の義歯。右図：吸着下顎総義歯

　この結果として、床外形は従来型のものよりも概してスリムになる。一方、レトロモラーパッドは、当該部の床を延長してレトロモラーパッドをすべて覆い、舌小帯部の床縁は意図的に厚みを付与する特徴的な形態になる。製作の術式も、当然ながら従来法とは異なった部分が出てくる。図3に、典型的な吸着

表❶　下顎総義歯を吸着させる条件

下顎義歯床縁の粘膜による全周封鎖
レトロモラーパッドと舌下ヒダ部の封鎖強化のための意図的床縁形態付与
頬粘膜や舌と調和したやや小さめの幅の義歯床縁
舌房を確保した人工歯配列および舌側研磨面形態
安定した上下の顎間関係（見落としやすいが絶対条件！）

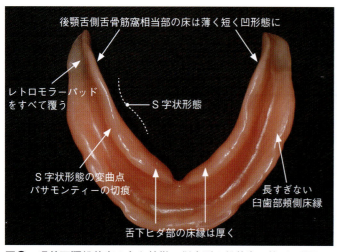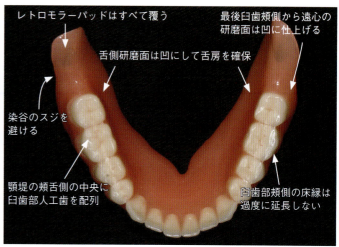

図❸　吸着下顎総義歯の主な特徴。従来型の総義歯に比べて概ねスリムな形態になっていることがわかる

下顎総義歯の外形の特徴を提示する。
　このように、吸着下顎総義歯は概念も形態も従来法とは異なる。

吸着下顎総義歯を製作するうえでの注意点

1．提示された術式を忠実に真似しよう！
　　自己流のモディファイは失敗のもと！

　まず、第一に注意しておきたいことは、提示された術式と使用材料について忠実に真似することである。自己流の改変は、概念と術式に習熟した歯科医師を除いて、多くの場合は予測した結果にならないことが多い。
　「いままで行ってきた印象方法で、レトロモラーパッドの部分のみを延長すれば、吸着義歯ができるだろう」ということは決してないのである。
　以下、具体的な診療室での手順をまとめる（**表2、図4〜6**）。
　吸着の達成という点では、最後のプロセスの精密閉口機能印象での5つの基本動作[1]に成否の比重が高いというイメージを読者はもつかもしれない。しかし、実際は逆で、それ以前の段階を忠実に行うかどうかで、吸着の可否の9割は決まるといっても過言ではない。

表❷　吸着を実現するための具体的な診査と手技

阿部作成の吸着義歯プロトコールに基づく診査と予後診断
FCBトレーによる「粘膜面」、「レトロモラーパッド」の形態を映しとったスナップ印象
エラーの少ない咬合採得（セントリックトレー、ゴシックアーチ、ワックスピボット）
吸着理論に則った個人トレーの作製（6つの工夫＋α）
吸着理論に則った閉口機能印象（5つの基本動作）

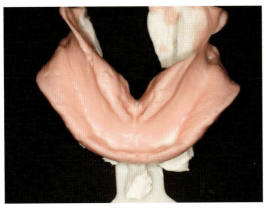

図❹　下顎のスナップ印象。印象の辺縁形態は過度に延長せず自然な粘膜の折れ曲りを再現している

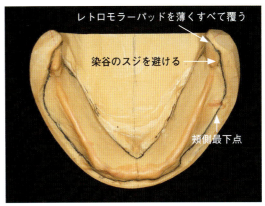

図❺　下顎の個人トレー外形線の設定基準。レトロモラーパッドを覆う以外は幅が小さいことが特徴的

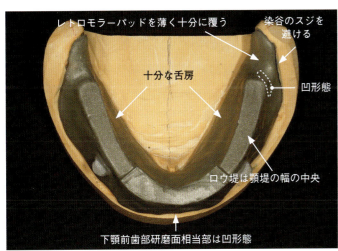

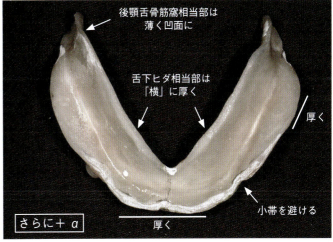

図❻　個人トレーの形態は吸着が得やすいように種々の工夫を凝らして製作してある

　技工サイドでいえば、スナップ印象から起こした模型上での個人トレー外形線記入・吸着の仕掛け[1]を盛り込んだロウ堤つき個人トレーの製作などが、従来の方法と比べて最も相違が大きな部分である。歯科技工士はとくにこれを留意して、忠実に作業を行ってほしい。
　また、歯科医師が見落としやすいのは事前の「診断」である。第2章「1. 下顎総義歯の吸着の診断」（p.24）で阿部二郎氏が提示したプロトコールに従って口腔内診査を行い、吸着の難易度を予測しておくことが重要である。
　また、伊井[2]が述べているように、すべての症例で下顎総義歯の吸着が達

成されるわけではない。概ね80％の症例では、程度の良否はあるものの吸着は可能である。一方で、残りの20％は吸着が困難とのことである。

つまり、自分の手がけようとしている症例が、オーソドックスな術式で十分な吸着が得られる症例か、残り20％の吸着が困難な症例か、あるいは吸着は可能であるが付加的な術式が必要なのか、それを見極めておく必要がある。困難が予想される場合には、フォローの対応策をあらかじめ患者に提示しておくことが臨床的な成功の大きな鍵となる。

もうひとつ、意識してほしい部分がある。術者のポジション・器材の持ち方・操作のタイミング・患者への触り方・目線の位置などを写真や動画などで把握し、それをできるだけ想像で補完しながら術式を行っていただきたい。言葉で伝達しにくい非言語的な情報が、姿勢や器材の持ち方などに含まれている。これを模倣することが、インストラクターに近似した結果に到達する大きなポイントとなる（図7、8）。

スナップ印象・セントリックトレーでの簡易咬合採得・閉口機能印象のステップでは、とくにこのことを強く意識していただきたい。

2．吸着下顎総義歯の実技コースを受講しよう！

吸着下顎総義歯は従来の手法に比べて、概念も手技も大きく異なる（図2）。テキストを読んだり、講演を受講しただけで吸着法を試みても、本来の吸着下顎総義歯とは微妙に異なるものができてしまうことが多いようである。

読者のみなさんには、機会をみてぜひ実技コースに参加してほしい。デモ患者の口腔内をチェックして実技を行い、スナップ印象の採れ方・模型上での個人トレーの外形線の是非・個人トレーの形態などをチェックしていただく。そしてインストラクターと自分のでき具合をディスカッションしてほしい。このようなプロセスで、吸着下顎総義歯のイメージや手技を的確に把握することができる。

歯科医師と歯科技工士がペアでコースに参加できれば、よりよい結果が期待できる。

3．協力患者を確保しよう！

実技コースを受講して、いざ自分の診療室で吸着下顎総義歯に取り組むにしても、最初は予想よりチェアータイムがかかる。この段階では、休日や夜など、他の患者がいない時間帯でじっくりと行うことが安全である。

また患者には、研鑽としての目的を理解してくださる方にご協力をお願いすることが重要である。筆者自身も父にお願いして患者になってもらい、印象の採り直しなどを何回もさせていただいた（図9）。

このように研鑽を積んで自信をつけてから、日常診療において、吸着下顎総義歯に該当すると思われる患者に声かけしていただきたい。

4．吸着下顎総義歯の概念と手技を会得している歯科技工士と組んで仕事をしよう！

総義歯の成否は、歯科技工士の力量にかかっている部分が通常の診療行為よ

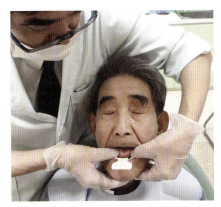 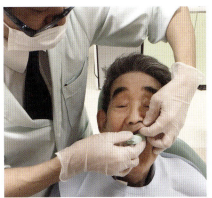 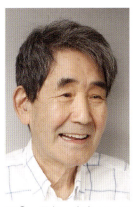

図❼ 診療室でのポジションは、多くは10時の位置で行われている。図はスナップ印象時のポジション。両手、両指の位置、トレーの押さえ方、さらには圧接のタイミング、力の入れ方などに注意して模倣する

図❽ 実技受講者が難しく感じる上下のセントリックトレーでの簡易咬合採得。その上顎顎堤への圧接の場面。左手の人差し指と親指で患者の上唇を軽く引っ張り、上顎の前歯部の口腔前庭にスペースを開け、そこに印象材を盛り付けたトレーを圧接する。姿勢・手の方向・指の使い方・指に伝わる感触・どこを見ながら術式を行うか。それらの点に注意して模倣する

図❾ 長年、患者として協力してくれた父。異なる術式での数回にわたる総義歯作製のための被験者、数千枚にわたる写真撮影、実技デモ患者としての協力、審美性回復の実例のポートレート撮影など、多くの時間を割いてもらった。このような方を数名確保しておくことが、技量向上に繋がる

りも大きい。さらに吸着下顎総義歯の場合には、歯科技工士の力量に依拠する割合がより多くなる。したがって、吸着下顎総義歯の概念や手技を会得していない歯科技工士に、口頭のみで指示をすると、ほとんどのケースで予想した結果が得られないのである。

　導入直後は、吸着下顎総義歯の製作に実績のある歯科技工士にコンタクトをとっていただきたい。そういった歯科技工士からステップごとに指導を仰ぎながら義歯製作を進めることが、若い先生方にはとくに貴重な研鑽となる。実際に、筆者もこうしたプロセスを経て、吸着下顎総義歯を習得してきたのである。

◉

　吸着下顎総義歯のおさらいと、実際に着手するうえでの筆者が感じている注意事項について述べた。

　患者が喜び、歯科医師・歯科技工士双方がやりがいを感じる、そんな吸着下顎総義歯に一歩一歩チャレンジしてみていただきたい！

（松下 寛）

【参考文献】
1）阿部二郎, 小久保京子, 佐藤幸司：4-STEPで完成　下顎吸着義歯とBPSパーフェクトマニュアル. クインテッセンス出版, 東京, 2011.
2）伊井博樹：下顎総義歯の吸着の阻害因子に関する後ろ向き研究. 日本顎咬合学会誌, 36（3）：184-191, 2016.
3）松下 寛：総義歯臨床のHands-on. デンタルダイヤモンド社, 東京, 2013.

吸着下顎総義歯について、より詳しい情報をお知りになりたい方は、有床義歯学会（JPDA）のホームページをご覧ください！　http://www.jpda.dental

Index
索引

A
Air-Blow 法 ································ 91

B
BPS (Biofunctional Prosthetic System) ··················· 86、98
BTC ································ 45
BTC ポイント ················· 45、46

C
Cool Japan ························· 85

I
IOD における義歯床縁形態 ········ 115

W
Willis 法 ···························· 91

あ
アペックス (Ap) ······················ 99

う
浮き上がり ···························· 75

え
嚥下 ······································ 68

か
加圧側因子と受圧側因子の関係 ······ 84
加圧側の因子 ···························· 75
概形印象 ································ 50
開口保持 ································ 68
解剖学的阻害因子 ······················ 25
下顎位 ·································· 30
下顎位に関する阻害因子 ·············· 25
下顎前歯部顎堤の形態 ················ 81
下顎総義歯の吸着 ······················ 24
下顎総義歯を吸着させる条件 ········ 122
顎関節機能 ····························· 30
顎間関係 ································ 29
下口唇の位置移動 ······················ 81
下口唇の押しやり ······················ 84

簡易咬合採得法 ························ 86

き
義歯床縁形態の原則 ·················· 110
吸着 ····························· 42、64
吸着下顎総義歯 ······· 42、64、74、124
吸着下顎総義歯の基本概念 ········· 120
吸着成功率 ····························· 25
頬小帯 ·································· 38
頬筋 ···································· 32
頬棚 ···································· 32
協力患者 ································ 124

こ
後顎舌骨筋窩部 ··················· 26、58
咬筋接痕部 ····························· 38
咬合高径 ································ 91
咬合高径の確認 ······················· 102
咬合採得 ································ 88
口輪筋の力 ····························· 75
ゴシックアーチ ······················· 98
ゴシックアーチの診断 ··············· 106
ゴシックアーチ描記 ··········· 99、105
個人トレー外形線 ······················ 33
骨外斜線 ································ 32
コンパウンドテクニック ·············· 24

し
受圧側の因子 ··························· 81
従来型印象法 ··························· 24
床縁形態 ································ 74
唇側粘膜研磨面形態 ··················· 74
診断用シート ··························· 25

せ
舌下ヒダ ································ 64
舌下ヒダ部のスポンジ状組織 ········ 26
舌後退 ·································· 28
接着 ···································· 42
舌のポジション ························ 65
センタープレート法 ··················· 95
セントリックトレー ··················· 87

そ
総義歯の咬合採得 ······················ 98
染谷のスジ ····························· 54

た
タッピング (TP) ······················ 99
タッピングの記録 ····················· 106
ダブルアーチ印象テクニック ········ 87

ち
治療用義歯 ····························· 30
中間欠損のRPD ······················· 112

な
内側弁封鎖 ····························· 44
ナソメーターM ······················ 101

に
2-IOD ································ 114

ふ
フレームカットバックトレー ········ 37

へ
閉口印象 ································ 50
閉口機能印象 ··························· 25
辺縁封鎖増強のための便宜的形態 ··· 111

む
無圧印象 ································ 50

ゆ
遊離端欠損のRPD ····················· 112

れ
レトロモラーパッドの形態 ··········· 81
レトロモラーパッドの構造 ··········· 44
レトロモラーパッドの測定調査 ······ 52
レトロモラーパッド部の床外形線 ··· 46

わ
ワックスバイト ······················· 100

This is Suction Denture！
ディス・イズ・サクション・デンチャー！

吸着義歯、ここに極まれり

本書は『What is Suction Denture?』に続く、"吸着"下顎総義歯マニュアルの第二弾。より義歯の安定度が増し、より吸着度が増すためのアドバンス編。内容がより読者に伝わるよう更なるビジュアル化に努めた。
上顎総義歯同様に、下顎総義歯でも8割程度の吸着は当たり前となる世界を実感していただきたい。すべては、困っている無歯顎患者さんの笑顔のために。

Contents
1. 80％を完全吸着させよう！
2. 舌下ヒダ部からの漏洩の原因と対策
3. 吸着下顎総義歯製作の流れ
4. 概形印象
5. 舌の後退位を考慮した精密印象法
6. アドバンス印象法
7. 吸着下顎総義歯床形態の特徴
8. 吸着下顎総義歯の浮き上がりの原因

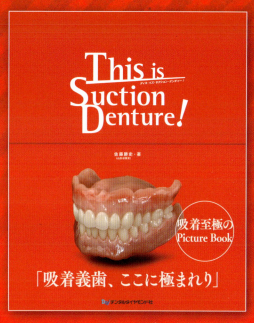

AB判・112頁
オールカラー
本体9,000円＋税

詳しい情報はこちら

至高の吸着義歯がここに！ Suction Denture シリーズ

佐藤勝史・著
山形県開業

What is Suction Denture？
ホワット・イズ・サクション・デンチャー？

吸着とは外れないことなり

上顎総義歯の吸着が達成されたら、次は下顎総義歯の吸着である。上下顎の総義歯が吸着すると、安心して会話が楽しめ、食卓のバリエーションが豊かになり、食事もリズミカルにできる。本書では、「下顎総義歯吸着システム」のコンセプトとメカニズムを著者なりに咀嚼してわかりやすく解説し、初めて吸着義歯を臨床に取り入れたい先生方に適した製作法を紹介。また、吸着が得られなかった症例に対する対処法にも言及。

Contents
1. 下顎総義歯吸着のメカニズム
2. なぜ閉口印象なのか？
3. 下顎総義歯吸着印象の採得法
4. チェックポイント
5. 吸着下顎総義歯床形態の特徴
6. 辺縁封鎖漏洩部の探索法とその対処法

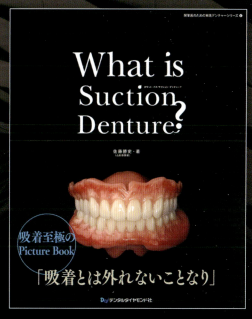

AB判・88頁
オールカラー
本体8,000円＋税

詳しい情報はこちら

デンタルダイヤモンド社　〒113-0033 東京都文京区本郷3-2-15 新興ビル
TEL. 03-6801-5810（代）／FAX. 03-6801-5009

DD homepage URL
https://www.dental-diamond.co.jp/

■ 編集委員略歴

佐藤勝史 （さとう かつし）

- 1963年　山形県生まれ
- 1989年　昭和大学歯学部卒
- 1998年　「佐藤歯科医院」開設
- 2004年、2005年　日本顎咬合学会　一般口演優秀発表賞受賞
- 2007年〜2013年　日本顎咬合学会　テーブルクリニック
- 2011年　「佐藤歯科医院 ラ・フランス オフィス」に名称変更
- 2014年　全国31ヵ所にて講演
　　　　『 What is Suction Denture? 』上梓
- 2015年　全国33ヵ所にて講演
- 2016年　台湾講演（台北医学大学）
　　　　『 What is Suction Denture? 』韓国語訳版上梓
- 2018年　『 This is Suction Denture! 』上梓

現在に至る

日本顎咬合学会　東北支部長
日本顎咬合学会　咬み合わせ認定医、指導医
JCPG（日本臨床歯周療法集談会）理事
GC総義歯セミナーインストラクター
リヒテンシュタインにてBPS Dentistの認証を取得
JPDA（Japan Plate Denture Association）認定医、指導医
勝史塾 Jr. の会塾長

Suction Denture パーフェクトガイド

発行日	2018年1月1日　第1版第1刷
編・著	佐藤勝史
発行人	濱野 優
発行所	株式会社デンタルダイヤモンド社
	〒113-0033 東京都文京区本郷 3-2-15 新興ビル
	電話 = 03-6801-5810 (代)
	https://www.dental-diamond.co.jp/
	振替口座 = 00160-3-10768
印刷所	共立印刷株式会社

ⓒ Katsushi SATO, 2018
落丁、乱丁本はお取り替えいたします

● 本書の複製権・翻訳権・上映権・譲渡権・公衆送信権（送信可能化権を含む）は㈱デンタルダイヤモンド社が保有します。
● JCOPY 〈(社)出版者著作権管理機構 委託出版物〉
本書の無断複写は著作権法上での例外を除き禁じられています。複写される場合は、そのつど事前に(社)出版者著作権管理機構（TEL：03-3513-6969、FAX：03-3513-6979、e-mail：info@jcopy.or.jp）の許諾を得てください。